Prix 2f50

Dr F. SEIGNEURIN

Médecin Stagiaire au Val-de-Grâce.

Contribution à l'étude

du

Diabète insipide vrai

Ses rapports avec

la Syphilis et la Tuberculose

IMP. A. REY

CONTRIBUTION A L'ÉTUDE

DU

DIABÈTE INSIPIDE VRAI

SES RAPPORTS

AVEC

LA SYPHILIS ET LA TUBERCULOSE

CONTRIBUTION A L'ÉTUDE

DU

DIABÈTE INSIPIDE VRAI

SES RAPPORTS

AVEC

LA SYPHILIS ET LA TUBERCULOSE

PAR

Le Dr Fernand SEIGNEURIN

Médecin Stagiaire au Val-de-Grâce.

LYON

A. REY & Cie, IMPRIMEURS-ÉDITEURS DE L'UNIVERSITE

4, RUE GENTIL, 4

1903

A MON ONCLE ᴇᴛ MA TANTE

A MON PÈRE ᴇᴛ A MA MÈRE

*Je dédie ce modeste travail, témoignage
de ma sincère reconnaissance et de ma
profonde affection.*

A MA SŒUR

A TOUS CEUX QUI ME SONT CHERS

INTRODUCTION

Peu de jours après avoir reçu de M. le professeur
Teissier l'idée première de ce travail, le hasard nous fit
découvrir un cas se rattachant à l'affection que nous
allons présenter, cas bien intéressant, mais, pour l'instant, moins peut-être par lui-même que par les considérations qui l'entourent.

Il s'agissait, en effet, d'une malade dont l'histoire pathologique est racontée dans l'une de nos observations.
Etudiée attentivement par l'un de nos anciens, maintenant docteur en médecine, notre patiente fut classée
parmi la famille des névropathes ; et ce cas de polyurie
chronique chez une femme, cas rare, alla grossir le nombre des diabètes insipides réputés purement nerveux ;
l'observation même, publiée, mentionnait, bien en évidence : *Pas de syphilis.*

Loin de nous la pensée d'en faire reproche à notre
ancien. Cependant, il nous est difficile de ne pas remarquer cette insistance particulière, car, par un examen
plus approfondi, il aurait assurément appris comme
nous que cette femme avait la syphilis.

Ce n'est qu'un fait particulier, mais cela suffit pour
montrer ce qui peut résulter d'examens orientés dans

une direction trop limitée d'avance ou de notes quelque
peu incomplètes (ce dernier cas fréquemment observé
dans nos recherches).

C'est qu'en effet la pathologie humaine a besoin de
renseignements précis. Elle est elle-même si complexe
que c'est à peine si l'on y voit clair encore aujourd'hui.
Une maladie de jadis forme un groupe d'affections maintenant ; l'étiologie, le mécanisme des causes, l'évolution
des processus morbides, la nature des lésions, tout cela
s'est dégagé peu à peu des observations attentives, sa-
gaces, intelligentes, de nos maîtres, de la justesse de
jugement de ces esprits éminents.

Chaque jour apporte sa conquête. Naguère encore
fleurissaient les noms d' « essentiels », les expressions
« sine materia ». Par bonheur, à mesure que la lumière se
fait dans ce champ si vaste de notre science médicale,
tout cela s'évanouit peu à peu pour faire place à quelque chose de mieux défini, de plus logique, de plus con-
forme à la réalité des faits. C'est le cas de la névropathie
en général, de l'hystérie, de l'épilepsie, des phénomènes
de dégénérescence. L'année dernière encore, notre camarade et ami, le Dr CAMPANA apportait un faisceau de
faits à l'appui de cette thèse et donnait à l'esprit, dont
la curiosité est fort éveillée, cette satisfaction que pro-
curent les choses bien entendues, les choses convain-
cantes, ce vrai plaisir qu'offre l'accord attrayant des
faits constatés, avec l'idée qui en a jailli, avec les nouveaux faits qui viennent confirmer cette harmonie.

Pour l'affection qui nous occupe, pour cette polyurie
simple chronique, elle aussi a été longtemps laissée
par les auteurs au rang des névroses ; je serais même

mieux dans la vérité en disant qu'elle l'est encore par la plupart des savants, puisqu'on est allé jusqu'à en faire une forme d'hystérie monosymptomatique.

Quoique de telles idées bénéficient de la faveur de nos plus éminents maîtres, M. le professeur TEISSIER, dont l'expérience et la compétence en urologie clinique sont incontestables, a fait les remarques suivantes : *Le diabète insipide vrai, en dehors du traumatisme, a le plus souvent son origine dans une maladie générale, infectante : la syphilis, ou bien et surtout la tuberculose, dont il serait souvent prémonitoire.*

Ce sont ces rapports qu'il s'agit d'établir.

Cependant, malgré ce but limité, nous croyons bon de présenter une vue d'ensemble de cette affection, afin de montrer les modifications que peut apporter une simple notion étiologique dans la manière de comprendre, de juger et surtout de traiter une maladie.

C'est pourquoi, après avoir *isolé* des autres diabètes avec lesquels on pourrait le confondre, le diabète insipide vrai, après l'avoir *défini*, nous étudierons les *causes* et montrerons par les *observations recueillies* la fermeté du terrain sur lequel nous marchons. Nous décrirons ensuite les *signes et les symptômes* de cette maladie en nous rappelant les exemples précités ; et, après avoir discuté le *diagnostic*, après avoir esquissé un essai de *pathogénie*, nous parlerons des *complications*, enfin, du *pronostic* et du *traitement* qui répondent à notre manière de voir.

Nous ne nous faisons point d'illusion sur la difficulté de notre tâche. Nous n'aurions jamais pu mener ce travail à bonne fin sans la bienveillance extrême de M. le professeur TEISSIER, qui ne nous a épargné ni son temps, ni ses conseils, ni ses encouragements.

Qu'il nous permette, avant notre départ, de lui exprimer notre profonde reconnaissance pour son enseignement élevé, pour la véritable estime qu'il nous a toujours montrée, pour le grand honneur qu'il nous accorde en acceptant de présider la soutenance de cette thèse.

M. le Médecin-Major CHAVIGNY, répétiteur à l'Ecole du Service de Santé militaire, voudra bien recevoir l'expression de notre plus sincère gratitude pour les sages conseils, pour les bienveillants encouragements, pour les soins dévoués qu'il nous a prodigués.

Nos meilleurs remerciements s'adressent également à M. le Médecin-Major PÉCHEUX, envers qui nous avons contracté de si grosses dettes de reconnaissance ; à M. le Médecin-Major VANDENBOSSCHE, qui a toujours été pour nous d'une grande amabilité ; à M. le Dʳ FRENKEL, professeur agrégé à la Faculté de médecine de Toulouse, dont nous avons apprécié l'extrême obligeance ; à ceux de nos maîtres de Poitiers ; de nos maîtres civils et militaires de Lyon, qui nous ont porté quelque intérêt.

Merci à tous les camarades de l'Ecole qui nous ont témoigné quelque sympathie, et particulièrement au Dʳ Charles PIERROT, en qui nous avons toujours trouvé un véritable ami.

CONTRIBUTION A L'ÉTUDE

DU

DIABÈTE INSIPIDE VRAI

SES RAPPORTS

AVEC

LA SYPHILIS ET LA TUBERCULOSE

DÉFINITION

La plupart des auteurs qui ont écrit sur le diabète insipide ont employé cette expression dans un sens différent. De là, nécessité, pour quiconque veut en parler à nouveau, d'en donner une définition.

Nous espérons qu'en retraçant, même d'une façon rapide, une partie de l'histoire de cette affection, nous arrivons à la présenter, clairement séparée des autres cas pathologiques avec lesquels on l'a confondue, à la dégager en un mot par des éliminations successives, dans sa formule la plus nette.

Au point de vue purement évolutif, l'histoire du diabète insipide est fort curieuse. On assiste pour ainsi dire à la construction de l'édifice ; on voit, au cours des années, les matériaux se grouper peu à peu, prendre une forme et constituer ce tout qui nous est présenté aujourd'hui dans les traités classiques.

Dans une *première période,* qui date de l'antiquité et se poursuit jusqu'au milieu du siècle dernier, on s'est attaché à rechercher les *symptômes,* les *signes* de cette maladie, à les classer pour en dégager des types.

Dans une *deuxième étape,* qui s'approche de notre époque, s'est discutée la question délicate de la *pathogénie.*

Enfin, *de nos jours* s'agitent les notions *étiologiques.*

La première période seule nous intéresse, pour l'instant ; elle répond d'une façon parfaite aux renseignements dont nous avons besoin.

Elle nous apprend, en effet, que la polyurie semble avoir été connue des médecins les plus anciens.

Celse en parle sous le nom de *nimia profusio.*

Arétée donne du diabétique une description remarquable ; il définit une affection une « consomption urineuse », un « écoulement colliquatif des urines ».

Galien prétend que le siège de la maladie se trouve dans les reins.

Mais tous ces faits, toutes ces observations n'ont servi qu'à transmettre une chose : l'existence d'une grande polyurie, d'un diabète et rien de plus.

Vers la fin du xvii° siècle seulement, Thomas Willis, s'appuyant sur l'analyse des urines, eut le grand mérite d'établir la division restée classique du diabète en deux espèces :

le *diabetes mellitus ;*
le *diabetes insipidus.*

Diabète insipide était encore une formule trop générale. L'analyse chimique éclaira de plus en plus les savants sur la constitution des déchets urinaires.

En 1822, PROUST mentionne un diabète avec *excès d'urée*.

En 1838, ROBERT WILLIS, se basant sur la quantité d'urée contenue dans les excreta urinaires, décrit trois espèces de diabète insipide :

1° L'*hydrurie*, qui se caractérise par une augmentation simple de l'eau ;

2° L'*anazoturie*, qui se distingue par la diminution de l'urée ;

3° L'*azoturie*, où l'urée est au contraire en proportion exagérée.

BIRD décrit à son tour l'*oxalurie avec excès d'urée*.

A cette époque paraît le travail intéressant de LACOMBE sur la polydipsie (1840).

Depuis, VOGEL a distingué deux espèces de polyurie dans sa classification :

1° La polyurie sans augmentation des résidus solides obtenus par évaporation : *hydrurie ;*

2° La polyurie avec augmentation du résidu solide.

KIEN, de Strasbourg, en 1862, reconnaît :

1° Une *hydrurie*, où l'eau est seule augmentée ;

2° Un *diabète insipide*, où tous les éléments constitutifs de l'urine dépassent les limites de la normale.

3° Un *diabète glycosurique.*

En 1869, LANCEREAUX présente une étude remarquable sur cette polyurie.

Enfin, aux formes déjà décrites, on a ajouté : le *diabète leucomurique de Gübler*, le *diabète inosurique,* le *diabète phosphatique,* dont le premier travail d'ensemble a été publié en 1876 par M. le professeur Teissier, dans sa thèse inaugurale.

De tous ces diabètes énumérés, lequel représente la forme que nous nous proposons d'étudier ?

L'expression de « diabète insipide » est trop générale. Robert Willis l'a montré. Cependant, comme cette dénomination est consacrée par l'usage, conservons-là en lui ajoutant un adjectif, celui de « *vrai* ».

Le *diabète insipide vrai,* tel que nous le comprenons, est caractérisé par une augmentation de la portion aqueuse des urines , sans variation notable de la quantité des autres principes.

En prenant une à une les espèces décrites comme faisant partie du diabète dit insipide, on mettra successivement à part le diabète avec excès d'urée de Proust, l'oxalurie de Bird, l'azoturie de Robert Willis, la polyurie avec augmentation du résidu solide de Vogel, le diabète insipide de Kien, les diabètes albumineux et phosphatiques.

Les appellations à peu près synonymes de diabète insipide vrai comprendront l'*hydrurie* et l'anazoturie, ou plutôt l'*hypoazoturie* de Willis, l'*hydrurie* de Vogel, l'*hydrurie* de Kien.

C'est du reste de cette manière qu'on a envisagé le diabète insipide vrai.

Le Dr Roberts, de Manchester, désigne ainsi les cas où se rencontre l'*émission abondante d'urine avec un faible poids spécifique.*

Lancereaux définit ce diabète : « Un état morbide caractérisé par une *émission exagérée et non passagère*

d'urines d'un poids spécifique faible, sans sucre ni albu-
mine. »

LECORCHÉ, enfin, le définit : « Un état morbide caractérisé par une *élimination exagérée de l'urine sans aug-*
mentation des éléments constitutifs essentiels. »

En ajoutant à cette dernière définition le caractère
qui indique *une certaine permanence* de cette élimination urinaire exagérée, en modifiant un peu le dernier
terme et en le remplaçant par une expression presque
équivalente « *sans variation notable* », nous croyons
répondre à la réalité des faits. Le diabète insipide vrai
serait donc, en définitive, une *maladie générale carac-*
térisée par une émission exagérée et non passagère de
l'urine, sans variation bien notable des éléments consti-
tutifs essentiels de cette urine.

ÉTIOLOGIE

L'étiologie du diabète insipide vrai, question presque toute contemporaine, est un des éléments de cette affection qui a donné lieu aux affirmations les plus différentes. Aujourd'hui même encore, l'accord est loin d'exister entre tous les cliniciens.

Il est cependant une partie de cette question sur laquelle on paraît s'entendre : c'est celle des *causes prédisposantes*.

a) Le diabète insipide **acquis**, par exemple, survient en général de *15 à 45 ans ;* il est assez rare chez les enfants, plus rare encore chez les vieillards. Les tableaux de Lacombe et de Strauss donnent néanmoins comme limites approximatives : 10 et 25 ans.

Cette affection se rencontre *plus fréquemment chez l'homme* que chez la femme. Strauss, sur 85 cas, trouve 57 hommes et 28 femmes ; Lancereaux rapporte une proportion semblable. Bouchardat a voulu expliquer cette fréquence par les plaisirs de table qui seraient plus communs aux hommes. En réalité, c'est que l'homme est plus exposé que la femme aux traumatismes, aux peines, aux durs labeurs.

En effet, les *professions* qui comptent le plus de ces malades sont en général *pénibles,* peu rémunératrices, fatigantes, ne permettant qu'une *alimentation insuffi-sante, défectueuse,.* un *logement insalubre,* en un mot celles qui forcent pour ainsi dire l'individu à vivre à l'encontre de toute hygiène.

Quant aux *climats,* ceux de l'Angleterre, de la Hollande, de l'Allemagne, du Danemark, de la Suède... en un mot les climats *froids* prédisposeraient légèrement à cette affection.

b) Le même accord se retrouve à propos de l'**hérédité**. La polyurie héréditaire est admise ; elle est moins fréquente peut-être que la polyurie acquise. LACOMBE, LANCEREAUX, G. SÉE, G. PAIN en ont transmis de remarquables exemples ; le professeur WEILL, de Heidelberg, cite une famille de 91 membres, dont 78 survivants et 23 polyuriques. Même accord existe encore quand on raconte que cette polyurie peut sauter une génération.

Mais où les avis sont partagés, c'est pour établir la ou les *causes déterminantes*.

L'historique de cette partie ne manque pas d'intérêt. Il semble qu'on peut distinguer trois grandes phases : l'une qui a précédé Claude BERNARD, l'autre qui l'a suivi, l'autre enfin de notre époque.

1° *Avant Claude Bernard.* — On rattachait souvent le diabète insipide à des maladies ou à de légers faits pathologiques, voire même à des faits normaux en apparence, qui n'avaient de commun avec cette affection que la coïncidence. On avait vu le diabète insipide survenir après consommation d'oignons (SYLVIUS), d'asperges (AMATUS), de radis, d'épices (LISTER), après absorption de vin du Rhin (WILLIS), de liquide contenant de l'acide carbonique (Tulpius), de diurétiques, d'emménagogues (Sandras), de cantharide, de préparations d'antimoine (Lister), de purgatifs — après le froid — après la suppression d'un catarrhe ancien (Rollo), d'une salivation abondante (Reil), de la sueur habituelle des pieds ou des mains (Darvin-Mondière), après abus d'eau minérale, de chlorure de sodium, après ingestion d'eau froide, etc...

Plus près de nous, on a attribué le diabète à la grippe, à la fièvre intermittente... parce que la polyurie survenait après ces atteintes d'une infection.

Mais ces derniers faits nous conduisent à l'époque contemporaine où ces causes doivent être placées de préférence, leur action étant *indirecte,* nous dirons plus loin comment.

2° *Après Claude Bernard.* — La découverte de Cl. Bernard étant connue, il était tout naturel de voir le clinicien s'en servir pour en tirer des conclusions pratiques. On fit des diagnostics, et, dans quelques cas dont la vérification put être faite par l'autopsie, on obtint des confirmations complètes.

Ainsi entrèrent successivement dans un domaine vraiment scientifique toutes les causes capables d'exciter, d'irriter localement le centre indiqué :

1° D'abord les *traumatismes,* déterminant un certain choc de la substance cérébrale, que ce soient des traumatismes du crâne ou de la nuque, que ce soient des chutes sur les pieds, sur les ischions, etc...

2° Puis les *tumeurs :* exostose, gliome, glio-sarcome adhérent au plancher du quatrième ventricule (Mosler), tubercules, gommes.

3° Les *maladies du système central :* foyer d'hémorragie dans le quatrième ventricule et le cervelet (POTAIN), dans la protubérance (LIOUVILLE), dans les hémisphères et les ventricules (OLLIVIER) ; méningite cérébro-spinale (MOSLER).

On fit même intervenir l'idée d'un *réflexe*, et ainsi s'expliquait la polyurie observée dans les névralgies (DEBOVE).

3° *Epoque contemporaine.* — Cependant, bien des cas de diabète insipide restaient inexpliqués ; dans la thèse de LANCEREAUX, on n'a pu trouver la cause dans 21 cas sur 57.

Force advint aux auteurs de rechercher une étiologie plus générale.

On devait la placer dans le cadre élastique, vaste et commode, des affections *essentielles*.

Aussi, depuis quelque temps, mais particulièrement ces dernières années, avec MM. BRISSAUD, MATHIEU, RAYMOND, DÉJERINE, BALLET, BABINSKI, EHRHARDT..., le diabète insipide est regardé comme une *névrose*. Les uns, plus modérés, ont fait d'une névropathie quelconque la cause ordinaire de cette affection ; l'hystérie a surtout été mise en cause. D'autres, plus rigoureux, dans leur désir de satisfaire une hypothèse qui leur est chère, n'hésitent point à faire de cette maladie une forme monosymptomatique de l'hystérie, quand aucun autre signe, aucun stigmate ne viennent faire soupçonner cette dernière.

Cette étiologie nerveuse a si bien concentré l'attention des savants, qu'au premier cas survenant dans une salle d'hôpital ou ailleurs, on se hâte souvent de noter la plus petite marque nerveuse pour la grossir à dessein et l'adapter aux besoins du moment.

Quant aux autres informations, à part les traumatismes, on ne leur a donné jusqu'ici qu'une importance presque nulle. Les réflexes passent avant les renseignements sur les antécédents diathésiques ou infectieux, la recherche des zones hyper, hypo ou anesthésiques prime l'examen du rein, du cœur, du poumon. Un signe nerveux suffit pour indiquer un diabète insipide d'origine nerveuse, d'origine hystérique, et cette polyurie si essentielle continue toujours à garder une place dominante dans nos traités de pathologie.

Il existe de nombreux cas où l'étiologie n'est pas ferme (coïncidences banales, névropathie). Il en est d'autres où les renseignements sur les causes manquent presque absolument.

M. le professeur TEISSIER nous a communiqué à ce sujet les remarques qu'il a faites lui-même sur cette affection. Il nous a engagé à étudier ce point presque nouveau : *l'étiologie tuberculeuse ou syphilitique du diabète insipide vrai.*

Ce sont ces rapports que nous allons essayer de mettre en lumière, en présentant d'abord les observations qu'il nous a été possible de recueillir, tant dans les hôpitaux que dans la littérature médicale.

OBSERVATIONS

I. Diabètes insipides d'origine syphilitique

OBSERVATION I (Sourouktchi)

Diabète insipide au cours d'une syphilis (6 litres). — Guérison par le traitement spécifique.

K..., israélite, élève du Conservatoire de Kharkoff, vingt-cinq ans, célibataire, entré, le 26 février 1889, à la clinique du professeur OBOLENSKI, se plaint de *soif exagérée* et de faim de loup, de *polyurie*, de faiblesse avec amaigrissement marqué, ainsi que de lourdeur et de douleurs dans la région de l'occiput, à prédominance nocturne, et d'insomnie.

Il y a un mois, il ressentit d'abord une soif insolite et de la faiblesse. Ces phénomènes augmentaient de jour en jour. La soif était si intense que le malade avalait chaque jour 20, 32, 40 verres d'eau, et, dans les deux jours qui ont précédé son entrée à la clinique, il a bu 32 verres d'eau, 4 siphons (14 verres) d'eau de Seltz et 8 verres de thé, soit 12.960 centimètres cubes de liquide, pour satisfaire complètement sa soif. En même temps, se développa une faim de loup ; le malade mangeait quatre à cinq fois plus que d'habitude- mais ressentait quand même de la faim et ne par, venait jamais à se rassasier. Vers la même époque, apparut la pollakiurie avec polyurie (plus de 6 litres d'urine par jour).

Quelques jours après ce début, le malade ressentit une

lourdeur dans la tête, atteignant parfois l'intensité d'une douleur ; et, les deux dernières semaines, la douleur dans le sommet de la tête et l'occiput ne le quittait presque pas. Les dix derniers jours, il ne dormit presque plus, à cause de la céphalalgie ; et, s'il dormait, ce n'était que peu de temps, avec des rêves érotiques.

Sur les causes de sa maladie, il ne peut rien dire ; il n'est pas tombé, n'a subi aucun traumatisme. Il nie catégoriquement la syphilis ; il n'a pas souffert de la gorge et n'a jamais eu d'éruption sur le corps.

Les parents sont vivants et bien portants : le père a soixante-cinq ans, la mère quarante-huit. Les frères et sœurs du malade sont également bien portants.

Il y a huit ans, fièvre typhoïde ayant nécessité quatre semaines de séjour au lit. En 1885, le malade a eu sur le pénis trois « verrues » dures, un peu plus grosses qu'une tête d'épingle, que le malade a coupées avec des ciseaux ; les petites plaies qui en résultèrent guérirent en trois ou quatre jours. En août 1889 (donc il y a sept mois), apparut sur le prépuce, à droite, cinq semaines après le dernier coït, une petite grosseur, comme un pois, indurée, indolore, que le malade prit pour une verrue et arracha, ce qui donna lieu à une plaie qui s'est cicatrisée en deux semaines. En même temps que la verrue, le malade remarqua une tuméfaction des ganglions inguinaux des deux côtés, un peu plus forts à droite et légèrement douloureux.

Le malade est de taille moyenne, de constitution moyenne ; les muscles et la couche graisseuse sont suffisamment développés. La muqueuse des lèvres est de coloration normale, la conjonctive oculaire est un peu injectée. Les pupilles sont égales des deux côtés et réagissent normalement à la lumière. La peau est humide, chaude. Tous les nerfs céphaliques sont normaux. Les ganglions du cou et du coude sont légèrement augmentés de volume, ceux de la région inguinale, à droite, sont très volumineux et un peu douloureux. Rien de particulier dans la cavité buccale. Sur le prépuce, à droite, il y a une cicatrice indurée, pigmentée, de grosseur de 5 kopecks en argent. La sensibilité à la douleur, au tact, la sensibilité électro-cutanée et électro-musculaire sont normales. Tous les réflexes sont conservés.

Rien d'anormal du côté des poumons. Les limites du cœur sont également normales ; les bruits, bien qu'assourdis, sont purs. Le foie est un peu augmenté de volume ; sur la ligne mamelonnaire, il dépasse les fausses côtes d'un travers de doigt. Il est douloureux à la percussion et à la pression (surtout au niveau du lobe gauche). La rate est normale. Légère artériosclérose.

Pouls, 76. Température, 37°2. Faiblesse générale. Soif inextinguible, vif appétit. Fréquents besoins d'uriner et polyurie, *6 litres environ*. Densité, 1004. Ni albumine, ni sucre. Douleur occipitale, douleur au sommet de la tête. Urée, 29 gr. 5.

Vers le 5 mars, vinrent s'ajouter des douleurs rachidiennes, des vertiges et des signes non douteux de syphilis — des *plaques muqueuses*.

Les urines, examinées pendant plus d'un mois et demi, ne montrèrent jamais d'albumine.

Les premiers jours, on donnait au malade des médicaments antidiurétiques, tels que l'opium, l'antipyrine, mais sans amélioration notable, bien que la quantité d'urines et la soif fussent un peu diminuées.

A partir du 5 mars, quand se montrèrent les signes indubitables de la syphilis, les plaques muqueuses, on passa au *traitement spécifique :* frictions mercurielles de 1/2 drachme par jour d'onguent gris et iodure de sodium à l'intérieur (1 drachme sur 6 onces d'eau distillée, trois cuillerées à bouche par jour). Après trente frictions et 1 once d'iodure de sodium, tous les phénomènes morbides disparurent ; la quantité d'urine tomba à 1500-1800 centimètres cubes ; la densité s'éleva à 1016 ; la soif et l'appétit devinrent normaux; les céphalées disparurent, les plaques muqueuses guérirent, le poid augmenta de 1 kilogramme, l'état subjectif devint excellent. Le 17 avril, le malade quitte la clinique, guéri, avec l'instruction de répéter le même traitement à la moindre menace de récidive. Depuis sa sortie, le malade a été revu (en mai 1890) ; il est complètement guéri.

OBSERVATION II (Edgren)

Diabète insipide (5 à 11 litres)). — Amélioration par l'iodure de potassium. — Réapparition du diabète. — Tuberculose pulmonaire. — Mort.

Jeune homme de vingt-cinq ans, entré à l'hôpital en 1884, pour une paralysie faciale du côté droit; langue déviée à droite.

Affirme n'avoir jamais eu la syphilis.

Pas de maladie nerveuse.

Urines abondantes : *3 à 4 litres* par jour.

Soif intense ; céphalées, nausées, vomissements.

Amélioration par l'iodure de potassium.

Il rentre un an plus tard à l'hôpital ; la quantité d'urine émise est de *5 à 6 litres ;* toujours cette urine est normale.

Mêmes symptômes cérébraux, avec paralysie faciale. *Nouvelle amélioration des symptômes par l'iodure.*

Mais la soif et la polyurie persistent toujours un peu.

En 1884, il revient avec une *tuberculose pulmonaire.* Il urine *6 à 11 litres* par vingt-quatre heures.

Des médicaments employés, le plus efficace fut l'antipyrine ; mais son influence était passagère.

Mort en août 1889.

Autopsie. — Tuberculose pulmonaire ; hépatite et périhépatite syphilitiques.

Destruction de la partie inférieure du noyau lenticulaire et de la partie antérieure de la capsule interne, lésion probablement de nature syphilitique.

OBSERVATION III (Perroud)

Diabète insipide (10 litres). — Mort. — Lésions syphilitiques observées à l'autopsie.

Une femme de quarante-trois ans éprouva brusquement et sans cause appréciable une soif des plus intenses. Elle boit actuellement *10 litres* et rend une quantité proportionnelle d'urines claires et limpides, ne contenant pas de trace de sucre ni d'albumine.

Plus tard, elle eut des *crises intermittentes de céphalalgie* occipitale, avec vertiges, bourdonnements de l'oreille gauche, *troubles de la vue.*

On méconnaît la syphilis, sur laquelle, d'ailleurs, la malade n'appelait en rien l'attention, ni par ses réponses, ni par aucun symptôme antécédent ou actuel.

Six mois après, ictus apoplectique soudain ; hémiplégie gauche, troubles intellectuels, coma, mort en douze jours.

Autopsie. — *Lésions caractéristiques du foie indiquant la syphilis. Lésions méningées* non moins significatives. Lésions de ramollissement cérébral. Cinq tumeurs encéphaliques reconnues pour des *gommes.* Une de ces tumeurs, du volume d'un pois, occupait la face inférieure du cervelet et se trouvait en rapport avec la face postérieure du bulbe, c'est-à-dire le plancher du quatrième ventricule, dans la moitié gauche duquel elle avait creusé une dépression très manifeste.

OBSERVATION IV

(Due à l'obligeance de M. Roque.)

Diabète insipide au cours d'une syphilis (3 à 14 litres). — Légères hypoazoturie et hypophosphaturie.

Marie M..., trente-huit ans, ménagère, entre à l'Hôtel-Dieu, en mars 1902, pour polyurie.

Ses parents sont morts d'affection indéterminée.

Plusieurs frères et sœurs bien portants.

Personnellement, il y a plusieurs années, elle aurait eu des angines de longue durée, des éruptions cutanées, des céphalées, de l'alopécie temporaire. La malade avoue, en effet, avoir eu la *syphilis à dix-sept ans.*

Elle est mariée, elle n'a pas d'enfants, elle n'a jamais eu de fausses couches.

Vers le mois de septembre 1899, la malade eut un phlegmon localisé de la paume de la main droite ; ce phlegmon suppura pendant plusieurs mois. Pendant le cours de cette infection, la malade vit son abdomen augmenter de volume, en même temps que ses règles disparaissaient ; elle se crut enceinte et entra dans le service de M. VINAY.

On constata, à ce moment, que l'augmentation de volume de l'abdomen ne tenait ni à une grossesse, ni à de l'ascite, mais à un état polysarcique surtout accusé à l'abdomen et aux membres inférieurs.

La malade présenta alors de la *polyurie* et de la *polydipsie* sans polyphagie. Ni sucre ni albumine dans ses urines, qui montèrent à *14 litres.*

Au bout d'un mois, la malade sortit sans amélioration notable.

Elle rentra dans le même état, au mois de mars 1900, dans le service de M. BOUVERET.

Elle y fit un séjour de deux mois et partit encore sans amélioration.

Quelques mois après, bien que n'ayant ni leucorrhée, ni métrorragie, ni aucun phénomène génital, elle alla à la Charité, dans le service de M. LAROYENNE. On lui fit des tamponnements vaginaux et on lui donna de l'iodure de potassium. C'est à ce moment que sa polysarcie disparut.

La malade a toutefois conservé de la polyurie et de la polydipsie.

Elle revint à l'Hôtel-Dieu, se plaignant surtout d'un état de lassitude et d'asthénie très prononcée.

La malade, sans être obèse, présente encore un embonpoint raisonnable.

A l'examen de l'abdomen, on ne constate rien d'anormal. L'estomac n'est pas dilaté. Le foie ne déborde pas les fausses côtes. Pas de néphroptose.

Pas d'œdème aux membres inférieurs. Quelques varices.

Le cœur bat régulièrement, la pointe est dans le cinquième espace ; les bruits sont normaux. Le pouls est ample, régulier.

Aux poumons, un peu d'obscurité respiratoire au niveau des deux fosses sus-épineuses. Mais ni râles, ni toux, ni expectoration.

La malade a toujours été très émotive, mais elle n'a jamais eu de crises convulsives. Elle a eu des insomnies autrefois, avec rêves et cauchemars, mais, depuis six mois, elle n'en souffre plus.

La sensibilité au tact, à la douleur, à la température, est conservée. Les piqûres saignent.

Pas de troubles visuels, pas de troubles pupillaires. Le champ visuel, pris par M. Horand, n'est pas rétréci.

Les réflexes plantaires, rotuliens, cornéen, pharyngé sont normaux.

Les zones ovariennes ne donnent rien à la pression.

La démarche est normale.

La malade souffre d'une violente céphalalgie qui l'abat et semble diminuer ses facultés intellectuelles.

Urines. — A l'entrée, *3 l. 500.*

Analyse : Urée, 16 grammes par vingt-quatre heures. Acide phosphorique, 0 gr. 98 par vingt-quatre heures. Densité, 1007.

Deux mois après : Urines, *8 litres.* Urée, 1 gr. 95 par litre. Phosphore, 20 centigrammes par litre.

La malade quitte l'hôpital en cet état.

OBSERVATION V (FALKNER)

*Diabète insipide au cours d'une syphilis (3 l. 500 à 4 l. 500).
Grande amélioration par le traitement spécifique.*

Le 10 mai 1895, est entrée à l'hôpital israélite une femme
âgée de vingt-neuf ans. La malade se plaignait d'affaiblissement, d'amaigrissement, de céphalée, de maux de pieds,
d'anorexie, de frissons fréquents, de toux sèche sans crachats.

Elle était malade depuis dix mois. Il y a trois ans, elle
accoucha de deux jumelles, après sept mois de grossesse ; un
enfant était né mort. Jusqu'à la dernière grossesse, elle
était bien portante, elle avait des enfants sains, elle n'avait
jamais eu de fausses couches.

La malade est d'une constitution faible, mal nourrie ; l'anémie est prononcée. On ne remarque sur la peau ni cicatrices
ni éruptions. Pas d'œdème. La rate est hypertrophiée, palpable et dure. La respiration est normale, pas de râles.
L'examen du cœur et des autres organes est négatif. L'examen gynécologique donne les mêmes résultats. Les selles
sont régulières. Pendant la première semaine de son séjour
à l'hôpital, elle a eu quatre accès de fièvre intermittente, le
matin, avec frissons, chaleur, sueur. Température, 38°2 à
39 degrés.

La malade prit de la quinine pendant six jours ; la fièvre
cessa. La rate n'était plus palpable.

La malade prenait également tous les jours XII gouttes de
liqueur de Fowler.

Le 25 mai, la malade ajouta une nouvelle plainte aux précédentes. Pendant toute sa maladie, elle avait grand soif,
elle était forcée de boire et le jour et la nuit. *3 l. 500 à
4 l. 500* d'urines par jour. Ces urines sont faiblement acides ;
densité, 1005. Ni albumine, ni sucre.

Après un nouvel examen, on constata, chez cette malade,

de l'*alopécie* sur le sommet de la tête, des *plaques opalines* sur la muqueuse de la bouche et du pharynx, une douleur à la pression sur la crête du tibia, sans tuméfaction. Ganglions lymphatiques non augmentés de volume.

Ces phénomènes révélant la syphilis, on fit prendre à cette femme 20 à 30 grains d'iodure de potassium. Après huit jours, on pouvait remarquer une légère diminution de la soif et une amélioration légère de l'état général.

On lui ordonna des frictions d'onguent gris, depuis 20 grains jusqu'à 1 drachme par jour. En même temps, sirop d'iodure de fer en ingestion.

Après sept jours de traitement, la soif commença à diminuer, ainsi que la quantité d'urines, qui ne dépassait pas 3 litres par vingt-quatre heures.

En continuant ce traitement, l'amélioration fit des progrès; la soif disparut, la quantité d'urine tomba à 2 l. 200 ; l'appétit revint, l'anémie diminua visiblement, la céphalée et les douleurs des membres inférieurs cessèrent. La malade voulait sortir de l'hôpital, se sentant bien portante. Le 17 juillet, elle partit.

On employa en tout 21 drachmes d'onguent gris pendant les trente-sept jours de frictions.

OBSERVATION VI (Lasègue)

Diabète insipide au cours d'une syphilis (9 litres).

Homme, cinquante-trois ans, corroyeur, entre à l'hôpital parce qu'il a des douleurs de reins violentes et qu'il *urine bien plus fréquemment* que d'habitude.

Le malade éprouve une certaine difficulté à s'exprimer ; il a, de son propre aveu, perdu en partie la mémoire, ce qui rend assez difficile la recherche des antécédents ; il paraît ne pas comprendre toujours les questions qu'on lui pose. Voici ce qu'il raconte sur ses antécédents.

Il y a vingt ans, il a été soigné pour la *syphilis* à Cons-

tantine ; puis il a eu, dit-il, de « petits abcès » aux jambes ;
on trouve, en effet, sur la face interne des tibias, des cicatrices et des périostoses. Aucun accident pendant quinze ans
à peu près, puis le malade fut pris de douleurs dans les
jambes et d'impossibilité de marcher ; ces accidents durèrent
à peu près deux mois. Quelque temps après ces accidents,
le malade fut pris un jour d'un étourdissement tel qu'il perdit
l'équilibre et tomba à terre. Ces *étourdissements* se sont re-
produits plusieurs fois ; depuis quelque temps, ils survenaient trois ou quatre fois par mois. Ces étourdissements se
produisent sous deux formes : tantôt ce n'est qu'un malaise
passager, le malade a le temps de prendre un point d'appui
et, en quelques secondes, le malaise est terminé. Tantôt la
perte de connaissance est subite et complète, le malade tombe
à terre, mais pour se relever au bout de quelques minutes
(dix minutes environ).

Depuis son entrée, le malade n'a jamais eu d'attaques complètes, il n'est jamais tombé.

Il se plaint d'être toujours altéré et d'uriner très fréquemment : *9 litres* en vingt-quatre heures.

Ni sucre, ni albumine dans ses urines.

L'état général est satisfaisant ; peu d'amaigrissement, cependant, le malade a peu d'appétit.

Pas de troubles de la sensibilité ni de la motilité.

OBSERVATION VII *(in* thèse PAIN, Paris.)

Syphilis. — Accidents nerveux. — Diabète insipide
(3 à 4 litres).

Le malade est un homme âgé de cinquante-deux ans, jour-
nalier.

Rien à noter dans les antécédents de famille.

A eu la *syphilis.*

Pendant quelques années, santé relativement bonne. Puis
survinrent des troubles de la station, de la marche, de la

parole ; de l'analgésie, du retard dans la perception de la sensation de contact, un affaiblissement de la vue, de l'ouïe, une perversion du goût, une diminution de l'odorat, une dépression intellectuelle allant jusqu'à l'hypocondrie.

Le malade boit passablement ; il urine en assez grande quantité, *3 à 4 litres*. Il se lève huit à dix fois par nuit pour uriner, et cela depuis plusieurs mois.

Ni sucre, ni albumine dans ses urines.

OBSERVATION VIII (Lecorché-Talamon)

Diabète insipide au cours d'une syphilis (9 à 10 litres). —
Amélioration par le traitement spécifique.

Il s'agit d'un homme de trente-quatre ans, syphilitique depuis l'âge de vingt ans.

Depuis six ans, il urine *9 à 10 litres* par jour.

Cette polyurie a résisté aux agents employés ordinairement contre elle. *Le traitement spécifique a seul réussi à en diminuer l'intensité*, mais sans pouvoir parvenir à l'abaisser au-dessous de 5 litres.

OBSERVATION IX (Dickinson)

Diabète insipide et syphilis tertiaire.

Il s'agit d'une polyurie que le professeur Haugton avait attribuée à des excès alcooliques. Dickinson a soin de faire remarquer que le malade était surtout atteint de syphilis tertiaire.

OBSERVATION X (Leudet)

Diabète insipide au cours d'une syphilis (10 litres). — Mort.

Ostéite nasale, affaissement des os propres du nez ; quatre

ans après, paralysie des nerfs craniens gauches, cette paralysie se développant pendant la gestation.

Délire, hébétude ; fonte de l'œil du côté de la paralysie.

Quatre ans après le début des accidents cérébraux, vomissements, *polydipsie, polyurie* (jusqu'à *10 litres* par jour). Accidents de l'œil droit. Mort.

AUTOPSIE. — Exostose ancienne de la surface du rocher. Méningite chronique de la base. Atrophie des nerfs de la deuxième et de la cinquième paire à gauche ; ramollissement du bord gauche du *calamus scriptorius.*

Lésions *syphilitiques* du foie.

OBSERVATIONS XI, XII, XIII (BOUCHARD)

M. BOUCHARD rapporte trois observations concernant des diabètes insipides causés par des tumeurs cérébrales dues à la *syphilis.*

OBSERVATION XIV (TALLQUIST, 1903)

Diabète insipide au cours d'une syphilis (10 l. 500). —
Amélioration par le traitement spécifique.

Homme, quarante et un ans.

Il y a trois ans, a été traité pour une *plaie ulcéreuse* à la partie inférieure de la cuisse et, un peu plus tard, pour une *affection de la région frontale,* qui a laissé une grande et profonde cicatrice.

Sa femme a eu *deux fausses couches.*

Il est permis de conclure d'une façon assez affirmative à une syphilis, quoiqu'il nie très nettement n'en avoir jamais eu connaissance.

Aucun signe d'affection du système nerveux central.

Deux ans environ avant son admission à l'hôpital, une *soif* toujours croissante, accompagnée de *polyurie,* a commencé à le tourmenter peu à peu. En même temps, il a été envahi par une sensation de faiblesse générale, puis il a maigri.

Un *traitement spécifique* énergique avait amené une *amélioration passagère* de ces symptômes ; en peu de temps, ils se réinstallèrent ; de nouveau, traitement spécifique ; même résultat.

A l'examen, aucune affection des organes internes. Le malade paraît se bien porter, cependant, il a notablement maigri. Le sang renferme 5.500.000 globules rouges et 6.200 globules blancs. Point de congélation du sérum sanguin, 0,57.

L'urine est claire, faiblement acide, sans sucre ni albumine. Poids spécifique, 1005.

Point de congélation, 0,46. Quantité, *10 l. 500.*

La soif est vive, les sueurs fortement diminuées.

OBSERVATION XV (WATTS)

Diabète insipide au cours d'une syphilis (4 à 5 litres).

Malade atteint de diabète insipide depuis cinq ou six mois. *Syphilitique.* Grand buveur.

Anorexie, amaigrissement.

Urines : *4 à 5 litres* en vingt-quatre heures.

Densité, 1004. Ni sucre, ni albumine.

OBSERVATION XVI *(in* LANCEREAUX, Graves)

Diabète insipide au cours d'une syphilis (12 litres).

Homme de vingt-cinq ans, habituellement intempérant, affaibli par la *syphilis* et le traitement mercuriel, est pris subitement de *polyurie et de soif.*

Diminution des forces. Emaciation.

Bouche sèche, langue blanche. Gencives ulcérées.

Dyspnée. Vertiges.

Anaphrodisie ; apathie.

Douleurs ostéocopes.

Urines limpides, *12 litres* par vingt-quatre heures. Densité, 1008. Ni sucre, ni albumine.

OBSERVATION XVII *(in* Lancereaux)

*Diabète insipide (9 litres). — Syphilis. — Lésions tubercu-
leuses du larynx.*

Il s'agit d'un homme de trente et un ans, atteint d'exostoses syphilitiques et de tuberculose du larynx, faisant des
excès habituels de boisson.

Au lendemain d'une orgie, ce malade est pris d'une soif
intolérable et d'une polyurie en rapport avec cette polydipsie.
Environ *9 litres* d'urine sont émis par jour. La densité est de
1003 à 1005. Il n'y a ni sucre ni albumine.

OBSERVATION XVIII *(in* Lancereaux)

Syphilis ancienne. Antécédents primitifs il y a vingt-six
ans. Hémiplégie droite survenue quatre ans après et guérie
par l'iodure de potassium. Gommes et exostoses en divers
points du corps. *Polydipsie et polyurie* huit mois avant l'entrée à l'hôpital.

Urines : *4 litres* par jour. Ni sucre, ni albumine.

OBSERVATION XIX (Seidel)

Fille, âgée de vingt-neuf ans. *Syphilis constitutionnelle.*
Excrétion exagérée des urines, *8 litres.* Densité, 1003 à
1004. Ni sucre, ni albumine.

OBSERVATION XX (Engelmann)

Diabète insipide (5 litres). — Syphilis héréditaire probable.

C'est un enfant de douze ans, qui est anémique depuis
deux ans, époque depuis laquelle il est malade.

Il a, en effet, perdu l'appétit, il dort mal ; il souffre d'une *soif* intense et *urine très fréquemment : 5 litres* par jour.

Depuis cinq mois, sa *vue a baissé* peu à peu.

Il souffre par instants de *maux de tête.*

Il a beaucoup maigri ; il pèse aujourd'hui 46 livres, au lieu des 55 qu'il pesait.

Depuis, sa vue se serait encore affaiblie ; à l'heure actuelle, d'après ce qu'il raconte, il *ne verrait presque plus rien.* Il se plaint de soif, de la fréquence de ses mictions. Il manque d'appétit ; il est de plus en plus faible.

Ses urines sont abondantes *(5 litres)*, claires, sans albumine ni sucre.

L'examen ophtalmoscopique montre une *atrophie optique bilatérale.*

OBSERVATION XXI (Demn)

Syphilis héréditaire. — Diabète insipide, 8 à 15 litres. — Amélioration par le traitement spécifique.

Une enfant de six ans rendait par jour de *8 à 15 litres* d'une urine de densité égale à 1003, sans sucre ni albumine. La *soif* était vive.

L'iodure de potassium et les frictions mercurielles firent baisser la quantité des urines, qui tombèrent à 2 litres.

OBSERVATION XXII (Pribram)

Un graveur de quarante et un ans, présentant des traces de *syphilis*, des *douleurs de tête*, des *troubles oculaires* (atrophie du nerf optique), urine *9 à 12 litres* par jour.

Ni sucre ni albumine dans ses urines, de densité 1004 à 1005.

OBSERVATION XXIII (Pribram)

Un jeune homme de vingt et un ans souffre de douleurs de
tête, de troubles oculaires. Il est faible, chétif.
Urines : *6 à 9 litres*. Densité, 1006 à 1008.
La *syphilis héréditaire* est probable.

OBSERVATION XXIV (Pribram)

Un jeune homme de vingt-neuf ans, *syphilitique héréditaire*, uriné *jusqu'à 10 litres* par jour. Densité, 1000 à 1006.
Ni sucre, ni albumine.

OBSERVATION XXV (Pribram)

Une femme de trente-trois ans a, comme antécédents de
famille : un frère âgé de dix ans, anémique ; *trois autres frères et sœurs nés prématurément* (à huit mois) et morts quelques jours après leur naissance.

Elle-même a des *douleurs de tête*, de l'*atrophie bilatérale
du nerf optique*, des *signes aux mains et aux pieds*.

Elle urine de *10 à 13 litres* par jour. Densité, 1001 à 1005.
Ni sucre, ni albumine.

La *syphilis héréditaire* est presque certaine.

OBSERVATIONS XXVI, XXVII, XXVIII

Ce sont les cas de *Pospieloff*, de *Pospelow-Moskau*, de
Mandl, sur lesquels il nous a été impossible d'obtenir de
renseignements détaillés (voir notice bibliographique).

II. Diabètes insipides d'origine tuberculeuse.

OBSERVATION I

(In thèse DAVID, due à M. Albert ROBIN.)

Diabète insipide (12 à 15 litres). — Teneur en sels normale.
Antécédents tuberculeux héréditaires. — Tuberculose pul-
monaire. — Amélioration notable par l'arséniate de soude.

Edouard D..., vingt-six ans, homme de peine. Entré le 6 octobre 1892.

Père mort d'accident.

Mère morte vers quarante ans avec œdème des jambes et *hémoptysies.*

Sur six frères ou sœurs, trois sont bronchitiques et parmi ceux-ci, l'un a des *hémoptysies ;* un frère est mort de *tuberculose pulmonaire* à trente ans.

Edouard D..., a joui d'une bonne santé dans son enfance. Elevé à la campagne.

A seize ans, variole (?) soignée à Baujon.

En 1885, à la suite de travaux pénibles, bronchite avec *hémoptysies.*

En 1886-1889, trois ans de régiment, hémoptysies fréquentes. Jusqu'en 1892, les hémoptysies ont continué.

Il entre chez M. ROBIN pour hémoptysie, le 6 octobre. Jusqu'au 4 janvier, les hémoptysies sont presque continuelles. La toux est fréquente, ainsi que les sueurs nocturnes. Il a une diarrhée continuelle (4 à 5 selles par jour).

6 janvier. — Fièvre, 38°9 le matin, 41°6 le soir, frisson violent. On l'examine avec soin.

Etat général, faiblesse, vertiges.

Tube digestif : Langue humide. Appétit perdu. Diarrhée causée par tout autre aliment que le lait.

Poumons : Toux fréquente, expectoration peu abondante. Pas de bacilles. Douleurs entre les épaules.

Signes physiques peu marqués. Nulle part, modification de la sonorité. En avant, expiration prolongée à droite avec rudesse du murmure vésiculaire, parfois râles crépitants fins. En arrière, parfois quelques râles muqueux en des points variables.

Rien au foie, au cœur, à la rate, aux reins.

8 janvier. — Température rectale, 42°6, prise par la surveillante avec trois thermomètres différents.

9 janvier. — *Polyurie, 12 litres.* Densité, 1003. Après chaque miction, le malade ressentait des brûlures au bout de la verge et dans le canal. Le malade a eu une seule miction fortement teintée de rouge. Le reste du temps, les *urines étaient claires.*

Urée, 25 grammes par jour. NaCl, 7 grammes par jour.

Pas d'augmentation des phosphates.

13 janvier. — Toujours *soif violente* que le malade compare à une sensation de brûlure dans tout l'intérieur du corps. Température toujours élevée, 41°5.

Les jours suivants se montre de l'hypothermie. Diarrhée. Vomissements.

Le malade rend de gros crachats verdâtres ; la submatité droite s'accentue.

31 janvier. — En avant, submatité au sommet droit ; à gauche, inspiration rude ; A droite, respiration saccadée avec râles fins à l'inspiration. En arrière, submatité dans la fosse sus-épineuse droite. Respiration obscure avec parfois des râles secs très nets.

1er février. — Urines, *15 litres.* Densité, 1003.

2 février. — Vomissements, hémoptysies. Urines, *15 l. 250.* Densité, 1003.

On fait des pointes de feu superficielles sur la région du bulbe.

14 février. — 40 degrés.

25 février. — Hémoptysie abondante. Urine, *25 litres.* Diarrhée.

27 février. — Pilules à l'*arséniate de soude* et à l'iodoforme, 4 par jour.

13 mars. — *L'état général s'est amélioré depuis le traitement à l'arséniate de soude.* Le malade peut se lever, il a meilleur appétit, il n'a plus de diarrhée.

Avril. — Quelques hémoptysies, *6 litres* d'urine.

13 mai. — A sa sortie, le malade n'urine que *4 à 5 litres* par jour. Etat général très amélioré. Plus de vomissements, beaucoup moins d'hémoptysies. Les forces sont revenues ; le malade monte et descend sans peine les escaliers. Son poids, qui n'avait guère varié depuis son entrée, a augmenté de 1500 grammes ces derniers temps.

OBSERVATION II

(*In* thèse Lyon, 1894, due à M. DEVIC.)

Diabète insipide survenu chez une femme ayant des antécédents héréditaires tuberculeux (13 à 14 litres). — Teneur en sels au-dessous de la normale. — Tuberculose pulmonaire. — Mort.

Mlle X..., ménagère, fit son entrée dans le service des 1res femmes, le 11 février 1892. Elle était alors âgée de quatorze ans. Elle urinait beaucoup, *8 à 10 litres* par jour. Elle buvait en proportion. Le diagnostic porté à cette époque fut : diabète insipide, ascaris.

Le traitement par le semen-contra et la santonine améliora sa polyurie. La malade sortit le 5 juin.

27 février 1893. — Elle entra à la Croix-Rousse.

Père âgé de quarante-huit ans. Mère en bonne santé. Plusieurs frères et sœurs. Un frère a eu une tumeur blanche du genou, est mort probablement tuberculeux. Une sœur tuberculeuse.

La malade a toujours été frêle, débile, mais n'a jamais eu d'affection grave. Etant enfant, elle avait des croûtes dans le nez et les cheveux.

Cette jeune fille était bonne de restaurant et travaillait de

6 heures du matin à 10 heures du soir, prenant à peine le temps de manger. Depuis quatre à cinq mois, ses forces ont diminué très rapidement ; elle a maigri d'une manière notable. Les lèvres sont décolorées. La malade a une soif assez vive, elle boit par jour environ 3 à 4 litres d'eau pour calmer sa soif. L'appétit n'est pas augmenté ; la digestion se fait bien. Les urines sont abondantes, *13 ou 14 litres* par jour. La malade a aussi de la pollakiurie ; elle se lève sept ou huit fois la nuit pour uriner. La miction n'est pas douloureuse .

La malade n'a pas encore eu ses règles.

Rien du côté de la vue. Réflexes conservés ; rien aux organes.

La céphalalgie et le vertige sont assez fréquents.

Urines aqueuses, pâles et complètement décolorées. Quantité, 13 litres en vingt-quatre heures. Urée, 19 gr. 50 en vingt-quatre heures. Anhydr. phosph., 0,76 en vingt-quatre heures. NaCl, un peu au-dessous de la normale.

La malade sort améliorée le 22 mai.

Elle revient dans le même service le 18 octobre. Après la sortie (22 mai), la malade est restée un mois bien portante. Puis, au bout de ce temps, la polyurie revient peu à peu ainsi que la polydipsie. Pas de polyphagie. La malade dit avoir maigri et perdu ses forces. Rien au cœur.

Urines abondantes, *5 l. 500 ;* très peu colorées.

Poumons : Obscurité dans la région sous-claviculaire.

La malade n'a pas encore eu ses règles.

La vue est intacte, pas de gingivite, pas de céphalalgie, pas de toux, pas de sueurs nocturnes.

24 octobre. — *4 l. 500* d'urine.

—1er novembre. — *3 litres.* Analyse : Urée, 12 grammes par vingt-quatre heures. An. ph., 0 gr. 60. NaCl, un peu au-dessous.

6 novembre. — La malade sort urinant un peu moins.

Elle revient dans le même service le 19 juin 1894.

La polyurie et la polydipsie ont apparu de nouveau. Grand amaigrissement.

Il y a trois semaines, *hémoptysie.* La malade, qui n'avait jamais toussé, tousse depuis ce moment. Elle est très vite essoufflée. Elle est pâle, les lèvres sont décolorées. Elle évalue à 4 litres ce qu'elle boit. La quantité d'urine serait à peu près de *4 litres*. Pas d'appétit. Depuis huit jours, la malade vomit à peu près tout ce qu'elle prend.

La malade n'est pas encore réglée. Elle a une diarrhée in-tense ; une selle tous les quarts d'heure. Pas d'œdème des membres inférieurs. Quelques vomissements alimentaires après les quintes de toux. Pas d'adénopathie cervicale ; pas d'escarres; pas d'érythème fessier ni anal. La malade se lève pour aller aux cabinets.

Rien aux globes oculaires, les pupilles égales réagissent bien à l'accommodation. Pas d'anesthésie dans le domaine du trijumeau. Elle remue très bien la langue. Masses musculaires un peu douloureuses. Réflexe rotulien conservé. Rien au cœur.

Poumons. — Sommet droit, matité en arrière et en avant. A ce niveau, on entend en avant un gros souffle amphorique, et lorsqu'on fait tousser la malade, la toux résonne, et l'on per-çoit des bouffées de râles. En arrière, on entend, d'une façon lointaine les râles et le souffle.

Ces signes pulmonaires de cavernes et cavernules, surtout sensibles à droite, le sont fort peu à gauche.

Crachats nummulaires, purulents, peu abondants.

La malade a une soif inextinguible, elle boit 4 litres d'ali-biles, plus 3 ou 4 litres de tisane.

Urines claires, abondantes, décolorées.

Quantité, *10 l. 500* en vingt-quatre heures. Diminution de l'urée. Densité, inférieure à 1003.

La malade a très peu mangé dans la journée d'hier ; elle a vomi dans la matinée.

20 juin. — La malade pèse 31 kg. 200. Elle est allée deux fois aux cabinets. D'après la sœur, elle aurait bu autant que le 19.

Quantité d'urine, 7 *l. 500.* Densité, 1003-4.

22 juin. — On donne du salol à 9 h. 30. A partir de ce mo-ment, les urines n'ont pas donné de réaction avec le perchlo-rure de fer. — La malade a plusieurs fois perdu l'urine en allant à la selle ; malgré cela, 7 *l. 200.*

23 juin. — Urines, 7 *l. 300*, sans tenir compte de la quantité perdue aux cabinets. A 7 heures du matin, on a donné à la malade 200 grammes de sirop de sucre ; la malade en a vomi la moitié. On n'a pas pu trouver de glucose dans l'urine gardée depuis ce moment jusqu'à midi.

25 juin. — *6 litres* d'urine. A la face interne de la joue gauche, une petite ulcération d'aspect diphtéroïde. Pas de sudation.

26 juin. — *6 litres.*

27 juin. — *4 l. 500.* 5 gr. 24 d'urée en vingt-quatre heures. Densité, au-dessous de 1001.

1er juillet. — Mort.

Autopsie. — Lésions ulcéreuses de l'intestin.

Rien aux voies urinaires.

Rien au foie.

Un peu d'athérome aux orifices mitral et aortique.

Lésions tuberculeuses des poumons.

On ne trouve rien dans le bulbe ; ni méningite, ni thrombose, aucune lésion macroscopique du cerveau, de la protubérance, du cervelet, extérieurement et aux coupes de Pitres. Pas d'œdème cérébral.

Pancréas est d'aspect normal.

OBSERVATION III

(Due à l'obligeance de M. le professeur Teissier.)

Diabète insipide au cours d'une tuberculose pulmonaire.
(2 l. 600). — Hypoazoturie. — Hypophosphaturie.

Marie A..., quarante et un ans, empailleuse de chaises.

N'a jamais connu ses parents.

Réglée à quinze ans, à peu près régulièrement. La malade a eu une fille actuellement âgée de seize ans et bien portante. Elle a eu *trois fausses couches* et *deux autres enfants morts*, l'un à neuf mois, et les autres à sept mois. Les deux derniers enfants, ainsi que deux fausses couches, datent de son mariage.

Elle n'aurait jamais eu aucune affection grave antérieure, si ce n'est à l'âge de dix-sept ans, quelques douleurs gastriques qui disparurent au bout de trois mois.

Jamais de rhumatisme, pas d'alcoolisme ; elle n'aurait jamais eu aucun accident syphilitique.

Le début de l'affection actuelle remonterait à trois ans environ ; à cette époque, la malade était enceinte ; elle fut prise d'une *toux* assez violente ; le médecin qui la soigna diagnostiqua une bronchite. A cette époque, la malade eut un accouchement prématuré à sept mois, occasionné, dit-elle, par les quintes de toux.

Depuis, la malade dit avoir toujours *continué à tousser*, et l'année dernière, au mois de septembre, elle entra à l'hôpital pour une *hémoptysie ;* elle n'y resta que cinq jours. Elle reprit son travail, mais elle continua toujours à tousser, perdant peu à peu l'appétit et présentant des alternatives de constipation et de diarrhée. Elle présentait une expectoration parfois striée de sang.

Depuis deux mois, son état va en s'aggravant ; elle tousse beaucoup plus, et, en outre, elle se plaint de sécheresse de la bouche, d'acidité de la salive ; elle a une *soif intense* et *urine en grande quantité.* (On n'a pas mesuré les urines à ce moment.)

Actuellement, la malade est assez amaigrie ; elle est un peu essoufflée et se plaint de palpitations.

Aux poumons, on trouve, en arrière et à droite, quelques râles sibilants dans toute la hauteur du poumon ; au sommet, la *respiration est rude* et accompagnée de *râles* fins ; un peu de résonnance de la voix au sommet. — A gauche, la respiration est soufflante au sommet et accompagnée de quelques râles humides et de sibilances ; pas de modification des vibrations thoraciques. — En avant et à droite, sous les clavicules, *submatité, râles sibilants et râles fins.* — Rien de particulier à gauche et en avant.

Depuis deux mois, la malade a vu sa voix se modifier, et parfois elle présente une véritable extinction de voix. L'examen laryngoscopique a montré des replis aryténo-épiglottiques rouges, congestionnés et des cordes vocales inférieures très pâles, se détachant sur le pied rouge de la muqueuse.

L'expectoration assez abondante est caractérisée par les crachats muco-purulents un peu adhérents au vase et parfois striés de sang.

Rien de particulier au cœur où les bruits sont un peu sourds mais cependant réguliers.

Le pouls est régulier. Pas d'œdème.

Du côté de l'appareil digestif, la malade se plaint d'une sécheresse particulière de la bouche qui lui donne une soif intense. Son appétit est notablement diminué ; jamais elle n'a eu de polyphagie. Elle a quelques vomissements alimentaires surtout provoqués par des quintes de toux.

Son haleine présente une odeur légèrement aigrelette.

Pas de troubles de sensibilité.

Légère myopie.

Rien au foie ni à la rate.

Urines. — Urines abondantes, fréquentes, et abondantes à chaque fois. Elles sont claires et ne contiennent ni albumine, ni sucre.

Quantité, 2 l. 600.

Couleur, jaune très pâle.

Densité, 1010.

Urée par litre 5 grammes.

Acides phosphorique total par litre, 0 gr. 25.

On pourrait croire, tout d'abord, à la polyurie phosphatique que l'on voit quelquefois chez les tuberculeux. Ici, ce n'est pas le cas ; les résultats d'analyse nous font nettement croire à un diabète insipide vrai, diabète qui s'est montré alors que la tuberculose évoluait déjà depuis quelque temps.

OBSERVATION IV

(Due à l'obligeance de M. le médecin-major CHAVIGNY.)

*Diabète insipide au cours d'une tuberculose pulmonaire
(6 litres).*

X..., soldat d'infanterie, naguère cultivateur, entre à l'hôpital pour bronchite suspecte et amaigrissement.

Sa mère est morte il y a deux ans d'une *maladie de langueur* qui a duré une quinzaine d'années; un père et une sœur bien portants.

Il a eu *mal aux yeux* dans son enfance. A dix-huit ans, il a souffert d'une *bronchite qui a duré trois mois* et a déterminé un *amaigrissement* notable du malade.

Pendant son service, dix-huit mois, il n'a eu qu'une angine légère, l'an dernier.

Il y a un mois, le malade a commencé à tousser ; il était en permission, il s'est soigné par des tisanes et le repos au lit. De retour au quartier, il a fait son service pendant quatre jours, puis est entré à l'infirmerie. Son affection, ne rétrocédant point, a motivé son envoi à l'hôpital.

Le malade se sent faible. Il affirme avoir beaucoup maigri.

Il accuse une douleur marquée, surtout pendant la marche, au niveau de la base du thorax, à droite et en arrière.

L'examen des poumons fait découvrir au sommet gauche, en avant, un peu de *submatité*, une légère *exagération des vibrations ; l'inspiration a changé de timbre*, elle est un peu soufflante ; *l'expiration paraît prolongée*. — A droite, signes normaux.

En arrière et à gauche, on ne note qu'une modification de la sonorité, des vibrations ; dans la respiration, modification correspondant à celles observées en avant. — A droite, normal.

Les autres appareils sont indemnes.

Son système nerveux notamment est intact : seul, le réflexe

crémastérien est un peu exagéré à droite. Rien au point de vue moteur, sensitif, vaso-moteur, trophique. Au point de vue sensoriel, à noter seulement une diminution de l'acuité auditive à gauche.

Le malade est resté ainsi une quinzaine de jours sans amélioration. Les signes restent les mêmes aux poumons gauche. De plus, les sueurs se montrent plus abondantes la nuit ; et enfin, signes tout nouveaux, le malade a la langue sèche, il boit beaucoup, il urine souvent.

Pourtant rien à noter à l'examen des reins, de la vessie ; les mictions ne sont pas douloureuses.

La polyurie est nette ; on mesure *6 litres* dès le premier jour. Les urines sont peu colorées, il n'y a pas de dépôt ; on n'y découvre ni sucre, ni albumine. L'analyse complète donne des chiffres ordinaires d'urée, de phosphates, de chlorures.

La quantité des urines *oscille entre 4 litres et 5 l. 500*, depuis *quelques jours.*

OBSERVATION V *(in* KIEN.)

Diabète insipide au cours d'une tuberculose pulmonaire
(3 litres.)

Boulanger, trente-quatre ans, s'affaiblit depuis environ cinq mois : toux, expectoration, dyspnée ; signes de tuberculose aux deux sommets.

Quantité des urines, *3 litres.*

Soif est médiocre.

Pas de phosphate en excès dans les urines.

OBSERVATION VI *(in* thèse PAIN.)

Diabète insipide (7 à 8 litres). — Antécédents tuberculeux
(Scrofule.)

Marie B..., seize ans, entrée en mai 1879.

Son père est atteint d'une *bronchite chronique* (?).

Sa mère a de fortes varices aux jambes.

La malade a une sœur âgée de quatorze ans qui a des *écrouelles ganglionnaires.*

Un frère âgé de cinq ans est soigné à l'hôpital pour une *kérato-conjonctivite scrofuleuse.*

Originaire d'Alger, la malade paraît avoir eu la fièvre intermittente ; elle a eu une kératite soignée pendant dix-huit mois, elle en porte encore des traces sur la cornée. Elle a eu des abcès ganglionnaires au cou ; l'un d'eux a laissé une cicatrice persistante.

Elle a toujours eu, dit-elle, des croûtes dans les cheveux, et pendant longtemps un écoulement de pus par l'oreille droite. Elle est encore actuellement atteinte d'un coryza chronique avec ulcérations de la muqueuse nasale ; l'haleine est fétide.

Elle a eu trois ou quatre fois des pertes de connaissance avec chute, durant dix minutes environ; elle ne peut donner à ce sujet d'autres renseignements.

A neuf ans, elle a commencé à *boire beaucoup ;* il lui fallait un seau d'eau pour la nuit. Elle est entrée à l'hôpital. Elle urinait alors *7 à 8 litres.*

Elle prit, dit-elle, de la morphine, du vin de quinquina, de l'huile de foie de morue.

La malade, le jour où nous l'examinons, est petite, d'apparence chétive, très maigre ; elle se plaint de palpitations, de crampes d'estomac, mais pas de vomissements. Elle accuse une douleur névralgique au cinquième espace intercostal droit; elle a, dit-elle, un peu de fièvre le soir; pas de sueurs nocturnes, pas de diarrhée, pas d'hémoptysies.

L'examen du poumon ne révèle presque rien.

Rien au cœur.

A l'examen des urines répété plusieurs fois, on n'a jamais trouvé ni sucre, ni albumine.

Volume des urine, *5 litres.*

Densité, 1002.

Urée, 17 grammes par vingt-quatre heures.

Phosphates, près de 3 grammes par vingt-quatre heures.

OBSERVATION VII *(in* ROBERTS.*)*

Diabète insipide (4 litres). — Antécédents tuberculeux. — Tuberculose pulmonaire. — Amélioration notable par huile de foie de morue et alimentation choisie.

Ellen C..., admise pour la première fois en novembre 1870 à l'hôpital des Enfants-Malades.

Elle s'était bien portée jusqu'à trois mois avant son entrée ; lorsqu'à la suite d'une frayeur (ayant failli tomber dans le feu), elle commence à *uriner souvent et en grande quantité.* Il y eut en même temps *soif vive*, perte d'appétit et amaigrissement.

A son entrée, huit ans ; petite, maigre, pâle. La peau est sèche. Il y a de la *matité* avec perte d'élasticité au sommet gauche ; on entend des *craquements* à la fin de l'inspiration.

Le *père est phthisique.*

La température varie entre 37°8 et 37°9 ; le pouls entre 120 et 130.

Maux de tête fréquents au niveau du front ; somnolence ; la malade s'endort souvent le jour, et, si profondément, qu'on peut quelquefois la prendre sur son lit et la lever sans l'éveiller. Les pupilles sont également dilatées.

Rien d'anormal à l'examen de l'abdomen pratiqué après la chloroformisation.

On laissa l'enfant manger suivant son appétit ; elle prenait de la bière, du vin, un litre de lait, de l'eau de temps en temps. Comme médicament, elle eut de *l'huile de foie de morue.*

Sous l'influence de ce régime, la quantité des urines est descendue jusqu'à 2 l. 500 en vingt-quatre heures, alors qu'auparavant elle était de *plus de 4 litres.*

Les urines sont pâles, aqueuses. Densité, 1006 à 1007. Ni sucre, ni albumine.

On la traita successivement par la codéine, l'opium, la belladone, qui diminuèrent son appétit. De même la valériane. La strychnine a eu peu d'effet.

OBSERVATION VIII *(in* Lancereaux.)

Diabète insipide. — Tuberculose pulmonaire.

Cocher, quarante ans.

(Les antécédents ne sont pas notés.)

Polyurie après attaques de rhumatisme.

Quelque temps après, *hémoptysie.*

(Nous n'avons pu recueillir d'autres renseignements.)

OBSERVATION IX

(Due à l'obligeance de M. Chappet.)

Diabète insipide au cours d'une tuberculose pulmonaire et d'une syphilis probable (4 litres). — Antécédents tuberculeux héréditaires.

Louis..., trente-deux ans, coupeur d'habits, vient à l'Hôtel-Dieu le 8 octobre 1903.

Père mort d'un chaud et froid. Il avait eu auparavant des douleurs dans les membres.

Mère morte d'*hémoptysies* violentes.

Un frère mort d'accident, deux frères et une sœur bien portants.

Lui-même, à l'âge de douze ans, a remarqué que son acuité auditive diminuait du côté gauche, mais cela n'aurait duré qu'un mois. Depuis deux ans, les mêmes phénomènes se seraient montrés de nouveau. Pas d'écoulement de cette oreille.

Il a fait son service militaire et n'a jamais été malade au régiment.

Il a eu plusieurs blennorragies, mais il est négatif sur la question de la syphilis.

Pas d'alcoolisme.

Il s'est marié à vingt-quatre ans. Sa femme a présenté depuis dix-huit mois de nombreux symptômes qui ne laissent aucun doute sur leur origine : effondrement du nez, grosseur du côté droit de la tête qui a fondu sous l'influence de l'iodure, abcès sous l'œil qu'on a traité par un onguent. Avec cela, douleur de tête, insomnie.

Il a eu cinq enfants, l'aîné (7 ans) et le 3e (3 ans 1/2) ont seuls survécu. Des trois autres, l'un est mort à onze mois de convulsions ; l'autre, mort de tétanie à dix-huit mois ; le troisième, mort à deux mois et demi, de débilité congénitale.

Depuis deux ans, ce malade ressent des douleurs dans les jambes, douleurs qui surviennent le jour comme la nuit, douleurs brusques et non continues. Il s'endort tard le soir.

Il y a cinq mois, il a eu une sorte de dysenterie qui a duré deux mois. Elle est complètement disparue à l'heure actuelle ; le malade n'a plus de diarrhée du tout.

Depuis deux mois, Louis... urine abondamment, sans douleur ; il boit beaucoup, son appétit est augmenté. Il a remarqué qu'il urinait davantage la nuit.

Il boit 4 ou 5 litres par jour ; sa bouche est toujours sèche ; mais le malade se retient de boire.

Il y a un mois, amaigrissement rapide. Dans l'espace de six jours, diminution de 5 kilogrammes ; de 68 kilogrammes, le poids tombe à 63 kilogrammes. L'*appétit* cependant est *légèrement exagéré*.

Les douleurs persistent. L'amaigrissement a continué ; quinze jours avant son entrée le malade ne pèse plus que 59 kilogrammes.

Urines, *3 l. 500.*

Urée, 26 gr. 33 par jour.

Phosphates, 2 gr. 90 par jour.

L'examen des autres organes donne au *sommet du poumon gauche tous les signes d'une tuberculose au début.*

Rien au cœur, ni au foie, ni au tube digestif, ni aux voies urinaires.

Système nerveux à peu près intact ; seuls, les réflexes patellaires sont un peu exagérés. Absolument rien ailleurs.

16 octobre. — Quantité des urines, 4 litres environ. L'amaigrissement a continué ; poids, 52 kg. 500.

Cet homme a des antécédents tuberculeux ; il a lui-même des lésions tuberculeuses de son sommet gauche. De plus, il est probable qu'il à eu la syphilis.

Il est certain que l'intoxication tuberculeuse date de plus longtemps que la syphilis, mais il nous est impossible de dire quel est le facteur étiologique dominant.

OBSERVATION X (Laycock.)

Diabète insipide (8 à 9 litres). — Tuberculose pulmonaire.
Fistule à l'anus.

C. B..., trente-deux ans, entré le 18 août 1872. Peintre en bâtiments, à Cambridge; père et mère vivants en bonne santé. Pas d'antécédents de phthisie ou de diabète dans sa famille.

Il y a douze mois, le malade a subi une opération pour une *fistule à l'anus* dont il souffrait depuis un an. Depuis lors, n'a pas eu d'autre maladie que celle pour laquelle il est entré.

Depuis deux mois, il s'est affaibli graduellement, il est devenu moins apte au travail. Pas de perte d'appétit, pas de fièvre, mais une *toux* assez fréquente.

Trois semaines avant son entrée, C... a commencé à souffrir d'une *grande soif*, surtout le matin ; il a remarqué en même temps qu'il *urinait plus que d'habitude*. Il prit quelques purgatifs. Cependant le malade a continué à tousser ; il a maigri rapidement, 9 kilogrammes environ depuis le début de sa maladie. L'appétit n'a pas varié, la soif a augmenté, la toux a été accompagnée d'une expectoration peu abondante.

Le malade a cessé son travail quatre jours seulement avant son admission, bien qu'il eût fréquemment des étourdissements.

A son entrée, il est pâle, très faible, la langue est large, empreinte des dents. Constipation ; peau est un peu chaude. Le malade se plaint d'une toux persistante, mais il ne crache que peu.

La poitrine étroite présente des dépressions sous-claviculaires prononcées, surtout à gauche. Du même côté, l'expansion pulmonaire se fait moins bien; il y a de la matité à la percussion.

Rien au cœur, ni au foie.

L'urine est pâle, *entre 8 et 9 litres*. Densité, 1009. Ni sucre, ni albumine.

OBSERVATION XI

(In *Revue de Neurologie*, M. KLIPPEL.)

*Diabète insipide au cours d'une tuberculose pulmonaire
(8 à 13 litres). — Mort.*

Homme de quarante-six ans.

Aucune tare héréditaire n'a pu être relevée chez ses ascendants. Chez lui, point d'incontinence nocturne pendant l'enfance ; point de stigmates d'hystérie.

Son entrée à l'hôpital est motivée par une *phthisie pulmonaire* à marche subaiguë, *fébrile*.

Les lésions pulmonaires en étaient déjà à l'état de cavernules multiples et la température oscillait entre 38 et 39 degrés, quand *brusquement* la *soif et la polyurie éclatèrent dans le courant de septembre.*

La quantité d'urine rendue en vingt-quatre heures a été habituellement de *8 à 13 litres* et a persisté jusqu'à la mort, en novembre, c'est-à-dire, plus de deux mois.

Une analyse a donné pour 8 l. 500 d'urine.

Urée, 32 grammes par jour.

Acide phosphorique, 1 gr. 45.

NaCl, 7 gr. 65.

Il y eut diminution de l'appétit ; aucun trouble de la sensibilité. Hypertension artérielle.

Autopsie. — Tuberculose pulmonaire.

Rien à l'œil nu au cerveau, au bulbe, à la moëlle.

Rien d'intéressant à noter sur les autres organes.

OBSERVATION XII (*in* Kien.)

Diabète insipide (13 litres, Hypoazoturie). — *Tuberculose pulmonaire.* — *Mort.*

X..., maçon, vingt-cinq ans, entré à l'hôpital le 9 décembre 1864. Se dit atteint depuis dix ans d'une polyurie considérable qu'il a toujours négligée et qu'il attribue à des excès de boisson.

Pas d'antécédents héréditaires au point de vue du diabète ou de la tuberculose.

Depuis quelque temps, il se sent faiblir. *Hémoptysie* abondante il y a dix-huit mois.

A son entrée, le malade boit de 10 à 15 litres d'eau par jour et rend une égale quantité d'urine pâle sans albumine, sans sucre.

Quantité des urines, *13 l. 130.*

Densité, 1001,2.

Urée, 6 gr. 72 par vingt-quatre heures.

NaCl, 4 gr. 82 par vingt-quatre heures.

Les jours suivants, la quantité d'urine augmente et monte jusqu'à *20 litres* par jour, puis elle tombe à 10 et même 5, en même temps que s'aggravent les lésions pulmonaires ou qu'elles se compliquent de lésions accidentelles, pleurésie, pneumothorax.

7 mai. — dix jours avant la mort, il est rendu 5 l. 800 d'urine d'une densité de 1001. L'urée a peu changé, mais le chlorure de sodium a diminué.

L'urée a surtout diminué depuis que le malade vomit.

OBSERVATION XIII (*in* thèse Pain.)

Diabète insipide au cours d'une tuberculose pulmonaire (4 à 6 litres).

Mme B..., âgée de cinquante ans, ménagère, entrée le 18 février 1879 à l'hôpital de la Pitié.

Antécédents héréditaires nuls.

La malade, qui est fille unique, prétend n'avoir jamais eu d'autre maladie que celle dont elle se plaint actuellement. Réglée pour la première fois à l'âge de quinze ans, elle l'a toujours été régulièrement jusqu'à l'année dernière, époque où les règles cessèrent de paraître.

De dix-neuf à vingt-cinq ans, elle a eu trois enfants qui tous trois moururent du croup. Elle prétend être un peu nerveuse ; elle se laisse facilement émotionner, mais jamais elle n'a eu d'attaques de nerfs. Jamais elle ne toussait ; elle ne s'enrhumait pas facilement pendant l'hiver. Elle avait toujours joui d'une très bonne santé jusqu'en 1877. Jusqu'à ce moment, elle n'avait jamais éprouvé de chagrin, ni aucune privation. Elle n'était pas obligée de travailler au-dessus de ses forces ; elle pouvait se bien nourrir et habitait un logement sain.

Depuis deux ans, après avoir perdu son mari, perte qui l'a beaucoup affectée, elle a été obligée de travailler beaucoup plus qu'auparavant ; néanmoins, elle a pu continuer à se nourrir convenablement sans être astreinte à se rationner.

Ajoutons enfin, qu'elle n'a jamais reçu de coup sur aucune région du crâne, qu'elle n'a jamais fait de chute.

Sa maladie aurait commencé seulement il y a environ six mois. Le premier phénomène a consisté dans un *crachement de sang*. Le sang était expectoré liquide, rouge, à la suite de quintes de toux. La quantité évaluée en quarante-huit heures est évaluée à une cuvette.

A la suite de cette hémorragie, la malade ressentit un affaiblissement général considérable. Trois semaines ou seulement un mois après, elle commença à tousser, mais elle ne crachait encore pas. Puis elle fut prise de fièvre qui revenait par accès le soir. Cette perte de forces et cette fièvre s'accompagnèrent bientôt d'amaigrissement. Pas de diarrhée, pas de vomissements, pas de sueurs nocturnes.

Depuis deux ou trois mois, tandis que l'appétit allait en diminuant, la *soif*, par contre *augmentait ;* la malade remarquait qu'elle *urinait également beaucoup plus qu'auparavant.*

Elle était obligée de se lever plusieurs fois dans le courant de la nuit pour uriner, ce qui ne lui était pas habituel ; la miction restait du reste très facile et non douloureuse.

Sentant ses forces l'abandonner chaque jour, la malade se décide enfin à entrer à l'hôpital, et voici l'état dans lequel on la trouve.

C'est une femme de taille moyenne qui paraît avoir été bien constituée ; elle est très pâle ; ses conjonctives et ses gencives sont très anémiées. Presque toutes les dents sont conservées saines ; le pouls est un peu fréquent, mais régulier ; la peau n'est pas chaude; la langue est humide, un peu blanche.

La toux est assez fréquente ; l'expectoration, de moyenne abondance, est composée de crachats muco-purulents.

Il n'y a pas d'œdème des extrémités, pas d'ascite. Rien à l'abdomen.

La percussion de la poitrine donne, en arrière, de la *matité dans les deux fosses sus-épineuses*, et la sonorité normale dans le reste des poumons. En avant, sous les deux clavicules, on constate de la submatité seulement.

A l'auscultation, on perçoit au sommet droit, en arrière, des *craquements secs et humides ;* en avant et à droite, la respiration est très faible. — Elle est normale à gauche.

Les bruits du cœur sont absolument normaux.

La quantité des urines varie *entre 3 et 4 litres.*

3 mars. — *4000* grammes.

8 mars. — *4 l. 500.*

La polydipsie est moins marquée que la polyurie.

On donne de la valériane à la malade.

11 mars. — *6 litres.* On augmente la dose de valériane

13 mars. — *6 litres.* On augmente encore la dose.

14 mars. — *4 l. 500.* — 15 mars. — *5 litres.*

L'examen des phosphates donne près de 3 grammes par vingt-quatre heures, il n'y a donc pas phosphaturie

L'appétit diminue, la malade maigrit.

18 mars. — Un léger état fébrile ; la température donne 38 à 38°4 le matin et 38°8 environ le soir.

Les craquements restent limités au sommet droit, mais on en perçoit quelques-uns en avant.

22 mars. — Quantité d'urine varie entre 3 et 5 litres. On administre de l'opium. Les urines diminuent, 3 litres seulement. Mais amélioration passagère. Dans les premières semaines d'avril, les urines augmentent. La malade s'affaiblit davantage ; elle ne mange pas beaucoup, elle maigrit. Les craquements pulmonaires s'entendent sur une plus grande surface.

Quelques jours après, la malade change de service.

La phthisie fait des progrès rapides ; l'affaiblissement est extrême.

15 juin — Quantité d'urine, *3 litres*.

Densité, 1012.

Urée, 27 grammes en vingt-quatre heures.

Phosphates, 2 gr. 40.

OBSERVATION XIV *(in* thèse Pain)

Diabète insipide au cours d'une tuberculose pulmonaire (4 litres).

François H..., trente-sept ans, polisseur sur cuivre, entre à l'hôpital le 31 janvier 1875.

Cet homme exerce son métier depuis dix ans. Il n'a pas eu de maladie antérieure. Pendant la guerre de 1870-71, il a été blessé par une balle qui lui traversa la poitrine du côté droit.

Au mois de décembre dernier, il entra dans le service de M. Empis ; à ce moment, il *toussait* beaucoup et *crachait du sang*. Il avait également une diarrhée intense et de violentes coliques.

Au commencement du mois de janvier, la colique se calma. H... fut pris de polyurie ; il rendait *3 à 4 litres* d'urine dans les vingt-quatre heures. Sous l'influence de la valériane, la polyurie diminua et le malade sortit vers le 15 janvier.

Le 31 janvier, H... revint à l'hôpital. Il eut une *hémoptysie* assez abondante ; on constata nettement des *craquements au sommet droit;* il eut de nouveau de la diarrhée et des coliques intenses. La diarrhée s'arrêta sous l'influence du tanin et du bismuth.

Le 17 février, la diarrhée est arrêtée, mais le malade est repris de *polyurie : 4 litres* par jour.

Les jours suivants, même état ; 4 litres d'une urine limpide, sans sucre ni albumine.

Il reste quelque temps à l'hôpital. Les urines étant descendues à 3 litres, le 28 mars, le malade sort de l'hôpital.

OBSERVATION XV (Engelmann)

Diabète insipide (5 à 9 litres). — Antécédents héréditaires et collatéraux tuberculeux. — Tuberculose pulmonaire.

Henriette L..., trente-quatre ans, fille d'un cordonnier de Gottingen.

Elle se plaint, depuis le mois de juin, de faiblesse, de perte d'appétit, de vertige. Il y a sept semaines, elle a eu une perte de connaissance, puis des nausées et des douleurs du côté droit du corps, douleurs qui s'irradient à gauche. Son appétit était très mauvais.

Il y a quatre semaines, elle a remarqué pour la première fois du sang dans ses selles ; il y avait également quelques membranes. Cela a duré huit jours.

Enfin, elle fut prise d'une petite *toux*, qui s'accompagna de *crachements de sang.*

A seize ans, fièvre typhoïde ; à dix-huit, maladies du poumon. Etant enfant, elle a été souvent malade : rougeole, scarlatine, diphtérie.

Son père est mort d'hémorragie cérébrale.

Sa mère *tousse.*

Deux sœurs en bonne santé ; une autre est morte d'une maladie de cœur. Un frère est atteint de tuberculose du genou, il est chétif, il a souffert de troubles convulsifs cérébraux. Un autre est mort tout petit, un autre mort-né.

La malade n'est pas mariée, mais mère de six enfants. Elle se plaint de maigrir, de perdre l'appétit, d'*uriner fréquemment*. Elle a des vertiges, de la céphalalgie.

Son urine est abondante, claire. Densité, 1000 à 1010.

Pendant cinq mois, oscillations de *5 litres à 9 litres*.

Ni sucre, ni albumine.

OBSERVATION XVI (Rebensburg)

*Diabète insipide au cours d'une tuberculose pulmonaire
(6 l. 500).*

Max K..., quinze ans, né de parents prétendus sains.

Pas de diabète dans sa famille ; son grand-père est mort d'aliénation mentale.

Lui-même aurait toujours été un peu pâle, mais n'a jamais eu de maladie sérieuse.

Dans ces derniers temps, il a beaucoup grandi.

Le 1ᵉʳ décembre 1898, le malade, à l'occasion d'un anniversaire, l'après-midi, vers 3 ou 4 heures, après avoir bu une tasse et demie de café fort, éprouva une sensation *brusque* de *soif vive* et ne put s'empêcher de boire sans s'arrêter plusieurs verres d'eau froide.

Le soir et dans la nuit, il *urina abondamment*, et cela continua avec une soif toujours nouvelle.

Depuis cette époque, de semaine en semaine, le malade se sentit maigrir et faiblir. Son appétit diminua.

Le malade est grêle, pâle. Ni œdème, ni hernie, ni éruption, ni troubles glandulaires.

Température normale. Pouls moyen, régulier.

Réflexes normaux. Pupilles égales, réagissent bien. Le thorax est allongé et rétréci. *Légère dépression de la fosse sus-épineuse ;* là, on entend quelques *menus râles crépitants*.

Rien au cœur, à l'abdomen, au foie, à la rate.

Urines : *6 l. 500* en vingt-quatre heures. La quantité oscille entre 4 l. 800 et 9 litres. Urines claires, limpides ; ni sucre, ni albumine. Densité, 1002, puis 1004.

OBSERVATION XVII (Hauner)

Il s'agit d'un cas de *polyurie* survenue chez un enfant qui présenta à l'autopsie des signes de *tuberculose abdominale.*

OBSERVATION XVIII (Watson)

Diabète insipide (6 litres). — Tuberculose pulmonaire. —
Tubercule du cerveau. — Mort.

C'est le cas d'un enfant qui urinait par jour *plus de 6 litres* d'une urine ayant une densité de 1002. La *soif* était proportionnée, et, lorsqu'on empêchait cet enfant de boire, l'urine ne diminuait pas.

Cette polyurie, traitée pendant trois ans, ne rétrocéda pas.

Après la mort, l'autopsie fit découvrir des *tubercules dans le cerveau et le poumon.*

Reins simplement hyperémiés.

Rien aux autres organes.

OBSERVATION XIX (*in* thèse Granel, Montpellier.)

Diabète insipide. — Testicule tuberculeux.

M. R..., ingénieur des mines, célibataire.

Intoxication saturnine antérieure ; pas d'antécédents héréditaires.

A l'âge de trente-cinq ans, M. R... s'aperçoit qu'un de ses testicules devient plus volumineux, dur et douloureux. La tumeur est bosselée et, plus tard, quelques-unes de ces bosselures se ramollissent. La peau devient adhérente et il se forme des abcès qui donnent issue à un pus caséeux, mal lié ; il en résulte des fistules persistantes. On diagnostiqua un *testicule tuberculeux.*

Quelque temps après, le malade remarque que la *quantité de ses urines est augmentée* et qu'il ressent très souvent des envies d'uriner. En même temps, il a de la *polydipsie.*

Ces symptômes persistent pendant deux ans avec une intensité variable.

A ce moment, le malade est pris d'une tuberculisation pulmonaire à marche rapide et succombe à l'âge de quarante ans.

Les urines n'avaient jamais contenu ni sucre ni albumine.

OBSERVATION XX

(*In* thèse PAIN, due à M. DEBOVE.)

Diabète insipide au cours d'une tuberculose du genou (5 à 10 litres). — Légère hypoazoturie.

L.., briquetier, cinquante-trois ans, entre le 11 novembre 1878.

Grand-père mort à soixante-quatre ans, de maladie inconnue.

Mère morte à trente-quatre ans, de maladie indéterminée.
Père bien portant.

Lui-même a des habitudes alcooliques : 3 litres de vin par jour, et quelquefois davantage, plus des petits verres de rhum le matin.

Pas de syphilis, pas de rhumatisme.

En 1874, il commença à ressentir de la douleur dans le genou gauche ; puis se développa une tumeur blanche du genou.

Le malade entre à l'hôpital.

Depuis quelque temps, il *urine plus fréquemment ;* il est *plus altéré que d'habitude.* Il a perdu l'appétit, il lui arrive parfois de vomir après les repas ; il a de temps en temps des éblouissements, des palpitations, enfin il a beaucoup maigri.

Etat actuel, 31 janvier. — Le malade, de taille moyenne, est maigre, pâle, peu musclé. Il a de temps en temps des troubles gastriques ; il a peu ·d'appétit ; la langue est blanchâtre, mais non sèche. La soif est vive, le malade est réveillé six ou sept fois la nuit par des envies d'uriner.

Pas d'hypertrophie de la prostate ; l'examen du thorax et de l'abdomen ne révèle rien d'anormal.

30 janvier. — Quantité, *5 l. 600*. Densité, 1002. Urée, 14 gr. 38 par jour.

Ni sucre, ni albumine.

En février, *6 à 6 litres* d'urine.

En mars, *8 litres*.

Le malade est sorti fin avril, il urinait *près de 10 litres*.

OBSERVATION XXI *(in* thèse PRÉAUX, Paris.)

Antécédents (scrofuleux). — Mal de Pott. — Grand frisson et diabète insipide (10 à 15 litres.).

François R..., vingt-cinq ans, coiffeur.

Père mort à quarante-cinq ans, d'une congestion cérébrale.

La mère a succombé à une affection indéterminée.

Sœurs en bonne santé.

Pas de polyurie dans sa famille.

Etant enfant, ce jeune homme, bien que n'ayant fait aucune maladie, présentait une *constitution chétive ;* il n'a pas de gourme, d'adénite, d'affection oculaire et, n'était un *écoulement d'oreille* qui aurait duré un certain temps, on serait peu porté à taxer son tempérament de *scrofuleux.*

Au mois de décembre 1872, il est atteint de blennorragie, puis d'orchite. Il conserve pendant un an un écoulement matutinal.

En novembre 1880, se développe un mal de Pott au niveau de la douzième dorsale. On le traite par des pointes de feu, par l'iodure de potassium.

Au moment où il allait faire signer son exeat, le 9 mai, il est pris d'une affection nouvelle.

En effet, après une bonne nuit, le malade est réveillé tout à coup par un *frisson intense*, il pouvait être 4 ou 5 heures. Ses dents claquaient, suivant son expression, et, malgré des couvertures qu'il place sur son lit, il ne pouvait se réchauffer. A cette période de froid fait suite une transpiration abondante. Cet accès ne cesse que vers 9 heures du matin, pour être remplacé par une *polyurie* abondante et une *soif* intense.

Cet état ne fait qu'empirer peu à peu ; la polydipsie est énorme, la polyurie est considérable.

Etat actuel. — Ce jeune homme semble présenter les attributs d'une constitution assez robuste ; on observe chez lui les signes de son mal de Pott. Le système circulatoire est normal ; les battements du cœur sont bien réguliers, les claquements valvulaires ne donnent lieu à aucun bruit de souffle ; pas de bruit anémique aux jugulaires ; pouls plein, régulier.

La respiration ne paraît pas atteinte.

Pas de dilatation d'estomac, pas d'hypertrophie du foie, pas de constipation. Le sens génital est conservé. La peau est sèche, rugueuse ; depuis le commencement de la maladie, jamais le malade n'est parvenu à transpirer, même après les exercices violents, le frottage de la salle, par exemple.

Le besoin de boire est très fréquent ; le malade ressent à la gorge une sensation très pénible de sécheresse, sa bouche est empâtée, sa langue colle au palais, la salive semble faire défaut. C'est pour calmer ces douleurs qu'il boit à la fois 1 litre de liquide, n'éprouvant aucune sensation de plénitude de l'estomac.

Il urine fréquemment.

Il dit avoir un peu maigri. En un mois, il a perdu 4 kilogrammes.

La numération des globules rouges a donné le chiffre de 5.425.000. Pas d'augmentation du nombre des globules blancs.

Voici les quantités de liquide absorbé et excrété :

15 mai, il a bu 10 litres, il a uriné 11 litres.

16 mai, il a bu 15 litres, il a uriné 14 litres.

30 mai, il a bu 14 litres, il a uriné 12 litres.

31 mai, il a bu 16 litres, il a uriné 16 litres.

Depuis les premiers jours de juin, la quantité d'urine oscille *entre 12 et 14 litres* par vingt-quatre heures.

Analyse des urines du 16 mai, faite par M. A. Robin :

Quantité, 15 litres. Densité, 1002. Urée, 18 grammes par vingt-quatre heures. Chlorures, 8 gr. 30 par vingt-quatre heures. Ni sucre, ni albumine.

OBSERVATION XXII (Dickinson)

Diabète insipide (5 litres). — Antécédents héréditaires tuberculeux. — Méningite tuberculeuse. — Mort.

Mary C..., âgée de cinq ans, appartient par sa mère à une *famille de tuberculeux.*

Depuis un an, on a remarqué qu'elle souffrait d'une *soif* excessive et que son *urine devenait d'une abondance extraordinaire.* La nuit, elle était obligée de se lever à chaque instant pour uriner.

Elle a maigri depuis quelque temps, bien qu'elle ait conservé l'appétit.

A son entrée, son urine était claire comme de l'eau ; elle s'élevait, d'après le dire de sa mère, à près de *5 litres* en vingt-quatre heures.

Durant son séjour à l'hôpital, elle n'a jamais uriné plus de *3 l. 500.* Densité, 1003 à 1008.

Cette enfant est d'une assez bonne constitution. Elle se plaint de temps en temps de mal de tête. Pas de signe d'affection pulmonaire. La langue est humide, la peau est chaude et sèche, il y a de la constipation. L'enfant vomit quelquefois après avoir mangé.

Dans l'urine, ni albumine, ni sucre, rien d'anormal au microscope.

Au bout de quelque temps, ascension de la température, signes de méningite tuberculeuse.

Cinq jours après, mort.

Autopsie. — A la base du cerveau, sur l'espace perforé postérieur, la scissure de Sylvius, la face supérieure du cervelet, la pie-mère était parsemée de granulations tuberculeuses avec dépôts inflammatoires. Epaississement considérable des méninges à la partie supérieure de la scissure longitudinale. Les méninges sont injectées, le liquide sous-arachnoïdien est très abondant, ainsi que le liquide des ventricules. Il s'en échappe une assez grande quantité, les circonvolutions ne sont pas aplaties. Les plexus choroïdes sont pleins de sang, les veines centrales turgides, la substance cérébrale normale macroscopiquement. On n'a pas trouvé de gros noyaux tuberculeux. L'inflammation des membranes est récente à certaines places, mais on voit aussi des altérations plus anciennes. Le quatrième ventricule est distendu, mais il n'y a pas d'altération à l'œil nu.

Les reins sont congestionnés seulement.

OBSERVATION XXIII (*in* Roberts)

Diabète insipide au cours d'une tuberculose ayant déterminé une méningite fatale (7 litres).

Jeune homme, dix-huit ans.

Polyurie paraissant dater de l'enfance. Quantité, 7 *litres*. Densité, 1007.

Apparition de méningite tuberculeuse. Mort.

OBSERVATION XXIV (Hagenbach)

Diabète insipide (9 à 10 litres). — Antécédents héréditaires tuberculeux. — Méningite tuberculeuse. — Mort.

Il s'agit d'une petite malade de quatre ans et demi qui,

après avoir eu de la diarrhée, puis de la constipation, est devenue triste et a beaucoup maigri.

Elle a commencé à boire et à uriner beaucoup : *9 l. 800.* Densité, 1004.

Elle se plaint de faiblesse.

Oncle maternel mort *poitrinaire.*

Symptômes de méningite apparurent. Mort.

AUTOPSIE. — Tubercules caséeux de l'infundibulum, méningite tuberculeuse. Noyau de ramollissement dans le corps strié droit. Tubercules miliaires récents du poumon.

Polyurie héréditaire. — Antécédents tuberculeux

OBSERVATION XXV *(in* LACOMBE)

C..., cinquante-neuf ans, bien portant. Mère sujette à une soif intense. Deux frères qui buvaient comme lui. Une sœur morte depuis quelques années. Un oncle atteint aussi d'une soif intense et ayant des enfants soumis à la même affection.

La maladie date de l'enfance. A vingt-quatre ans, C... buvait jusqu'à *25 litres* le jour et 7 la nuit, urinait quatre ou cinq fois la nuit, sept ou huit fois le jour.

C..., oncle du précédent, mort avec soif vive, a laissé en mourant un fils et deux filles; sur les quatre, un fils et une fille sont polyuriques, morts l'un du choléra, l'autre *phtisique.*

OBSERVATION XXVI *(in* LACOMBE)

Une femme, assez bonne santé habituelle ; hémorroïdaire, *polyurique* dès l'enfance, ayant eu onze enfants. *Deux seulement sont vivants ;* l'un a une affection cutanée, l'autre a l'habitus *scofuleux.*

OBSERVATION XXVII *(in* Lacombe)

Une polyurique eut neuf enfants ; deux furent atteints de
polyurie ; deux autres filles, non malades elles-mêmes, trans-
mirent la prédisposition morbide à leurs enfants. La première,
sur cinq enfants, eut un fils polydipsique ; la deuxième, quatre
garçons, tous atteints de diabète insipide, deux moururent
jeunes. *Leur mème succomba à la phtisie pulmonaire.*

OBSERVATION XXVIII *(in thèse* Pain, Paris.)

Première génération. — Mère polyurique, morte à un âge
assez avancé et depuis longtemps ; il est impossible d'avoir
sur elle d'autres renseignements.

Deuxième génération. — G... Louis, bonne constitution,
charpentier ; polyurique et polydipsique dès l'enfance ; buvait
facilement plusieurs litres de vin. Mort à trente-cinq ans, subitement, dans une scène d'orgie, après avoir bu beaucoup
plus que de coutume. Célibataire, pas d'enfant.

G... Paul, cinquante-cinq ans, tailleur d'habits, l'aîné de la
génération, *malingre et chétif, poilrine étroile,* a été réformé
pour *faiblesse de constitution.* Célibataire, pas d'enfant.

G... Antoine, quarante-six ans, frère puîné du précédent ;
polyurique depuis l'enfance. Marié. Enfants en bonne santé.

Troisième génération. — G... Paul, bonne santé, le mieux
constitué des trois frères, n'a jamais eu de polyurie.

G... Victor, huit ans. Polyurique dès l'enfance ; a eu des
gourmes, des *abcès ganglionnaires au cou,* cicatrices actuellement persistantes.

G... Julie, cinq ans. Polyurique dès l'enfance ; urine cinq
ou six fois la nuit ; a eu des *croûtes,* a été soignée pendant
dix-huit mois pour une *kérato-conjonctivite.*

G... Louis, faible, chétif, présente des *manifestations scro-
fuleuses multiples ;* spina ventosa de l'index gauche, ostéo-
arthrite du coude droit. Au pied gauche, cicatrice peu solide

d'une résection du premier métatarsien, opération qui n'a influencé en rien la polyurie.

Urines : Quantité, 13 l. 500. Urée, 96 centigrammes par litre. Acide phosphorique, 14 centigrammes par litre. Ni sucre, ni albumine.

Tout récemment, enfin, Pribram, dans les *Archiv für klinische Medicin*, de 1903, a publié un travail intitulé : « Klinische Beobachtungen bei zehn Fallen von Diabetes Insipidus. »

Ces dix observations sont présentées sous forme de tableau, dans des cadres qui permettent de n'oublier aucun des renseignements concernant le malade.

L'examen de ces patients a été fait avec toute l'impartialité désirable ; les notions étiologiques qui en ressortent ne peuvent donc être contestées.

Sur ces dix cas, *neuf* ont une origine très nette ; *cinq* sont dus à la tuberculose, *quatre* à la *syphilis*. Ces derniers sont cités à leur place.

OBSERVATION XXIX (Pribram)

Le malade est *tuberculeux* lui-même, ses deux poumons sont envahis par le bacille.

Il excrète jusqu'à *10 litres* d'une urine dont la densité est de 1004.

OBSERVATION XXX (Pribram)

Dans les antécédents du malade, on trouve *deux morts-nés,* une *mère et un frère tuberculeux.* Le malade *lui-même est phtisique.*

Par jour, *4 à 7 litres* d'urine de densité 1005 à 1006.

OBSERVATION XXXI (Pribram)

Le malade a eu des *hémoptysies*.

Il urine *16 à 20 litres* d'urine par jour. Densité, 1000 à 1002.

OBSERVATION XXXII (Pribram)

Dans ses antécédents collatéraux, le malade compte une *sœur morte de tuberculose*.

Il urine *7 à 9 litres* d'urine par jour. Densité, 1003 à 1008. 1008.

OBSERVATION XXXIII (Pribram)

Le malade est atteint de *tuberculose pulmonaire*. Il émet *3 à 8 litres* d'une urine de densité 1002 à 1005.

OBSERVATION XXXIV

Stefenelli : Sopra un casi de diabete insipido per carie verte-brale (Voir notice bibliographique).

OBSERVATION XXXV (*in* Lancereaux, de Reith)

Diabète insipide (10 litres). — Antécédents héréditaires polyuriques et tuberculeux. — Tuberculose pulmonaire.

Femme de vingt-quatre ans ; soif intense depuis neuf mois, à la suite du sevrage de son enfant.

Antécédents héréditaires. — Frère mort du diabète, père mort phtisique.

La malade elle-même présente les signes d'un tuberculose commençante.

En moyenne, *17 pintes* d'une urine pâle, d'une densité de 1000, sans albumine ni sucre. Urée et chlorures en quantité normale.

La malade est perdue de vue.

DISCUSSION ET CRITIQUE

Comme ces observations le montrent, la tuberculose, la syphilis ne sont point des causes rares du diabète insipide. On peut même ajouter que, si ces associations ne sont pas plus fréquentes, c'est parce que les malades n'ont pas donné tous les renseignements qu'ils auraient pu fournir, ou bien parce qu'ils n'ont pas été assez suivis, qu'ils ont été trop souvent perdus de vue, par leurs médecins, ou bien même qu'on n'a pas attaché d'importance à certains de leurs antécédents. Ainsi M. Lancereaux, en 1869, prétendait, à propos de tuberculose, que de tels faits ne sauraient « rien prouver », et que « personne ne serait surpris de rencontrer un phtisique sur 75 ou 80 individus.

A. Syphilis.

La littérature médicale nous a déjà fourni d'amples renseignements sur ce rôle de la syphilis.

Dans l'ouvrage intitulé *Syphilis du cerveau*, M. Fournier s'exprime ainsi : « Je trouve six cas dans mes notes, où une exagération notable de la soif avec surabondance des urines est intervenue au milieu de divers phénomènes de syphilis cérébrale. »

On a d'ailleurs obtenu des résultats par le traitement

spécifique. A citer le cas de Traube : méningite spécifique avec polyurie qui fut améliorée par l'administration d'iodure de potassium. A rappeler les cas d'Edgren, de Demn, de Tallquist. A mentionner encore les cas de Parrot, de Buttersack, de Talamon, de Lecorché : à la polyurie étaient associés de la céphalée vespérale, du ptosis, de la parésie du muscle droit supérieur, de l'hémiplégie (Buttersack), une difficulté de l'articulation de certains mots, des morsures involontaires de la langue, de la névralgie cervico-faciale, de l'excitabilité nerveuse (Talamon, Lecorché).

Nous adoptons les conclusions de ces derniers auteurs, telles qu'elles sont exprimées dans la *Médecine Moderne,* de 1890 :

1° *La syphilis a une influence certaine sur la production du diabète insipide ;*

2° *La polyurie syphilitique résulte probablement d'une localisation scléro-gommeuse au voisinage du plancher du quatrième ventricule, peut-être aussi des lésions syphilitiques des artérioles de cette région...*

Nous nous réservons simplement d'ajouter quelques considérations au chapitre de la Pathogénie du diabète insipide.

B. **Tuberculose.**

Il y a déjà longtemps que certains auteurs avaient accusé, peut-être au hasard, le tempérament faible, débile, de leurs polyuriques. Cawley avait parlé d'un *tempérament lymphatique* chez ces individus ainsi affectés. Pour Lacombe, la *diathèse scrofuleuse* paraîtrait prédisposer à cette affection. Zimmer a vu le diabète succéder à des conditions de *nutrition désavantageuse.*

Trousseau, dans ses cliniques médicales, dit avoir observé fréquemment la phtisie pulmonaire dans l'évolution de cette polyurie ; de même Grisolle, Kien, Teissier, etc...

En 1885, dans une étude sur la polyurie du cheval faite en collaboration avec M. Benjamin, M. Albert Robin signalait un cas de polyurie chez un cheval tuberculeux observé par MM. Trasbot et Nocard.

Depuis, mais bien après M. Teissier, M. Robin a étudié cette question et en a fait paraître les conclusions dans les *Archives générales de médecine.* Son mémoire porte sur « les variations de la quantité d'urine chez les tuberculeux ». Entre autres choses, il dit : « A chacune des périodes de la phtisie pulmonaire, il est un certain nombre de malades qui émettent des quantités d'urine supérieures à la normale... » Il existe une « polyurie du premier stade de la phtisie pulmonaire » qui peut prendre « les caractères de la polyurie simple, c'est-à-dire sans élimination particulièrement exagérée d'un des constituants normaux de l'urine ».

Telle est l'affirmation impartiale de M. Albert Robin ; elle constitue une base assez ferme pour notre théorie.

Les observations présentées fournissent du reste d'amples détails. Elles nous éclairent non seulement sur l'étiologie, mais aussi un peu sur la nature possible du mécanisme de ce processus morbide ; enfin sur le traitement à appliquer, en ce sens que la thérapeutique causale devra l'emporter sur la médication symptomatique.

Et d'abord la NOTION ÉTIOLOGIQUE :

La tuberculose apparaît nettement comme cause du diabète insipide acquis, mais elle se montre aussi parallèlement au *diabète insipide* **héréditaire**. Le Dr PAIN, dans sa thèse inaugurale, rapporte l'histoire de cinq familles (nous en avons donné quelques observations) où l'on retrouve avec netteté la diathèse soupçonnée.

The Lancet, de 1889, publie sous le titre de « trois cas de diabète insipide dans une famille », l'histoire de cette famille qui, originairement, se composait de quinze enfants et qui a été réduite à six par la tuberculose pulmonaire ; trois des derniers restants étaient atteints de polyurie.

Ces faits ne peuvent faire que frapper l'esprit, sinon nous convaincre des rapports qui existent entre la tuberculose et le diabète insipide héréditaire.

Pour le *diabète insipide* **acquis**, les cas précédemment cités confirment encore parfaitement l'étiologie tuberculeuse.

Pour notre compte personnel, nous dirons dès maintenant, tant au point de vue bacillaire qu'au point de vue spécifique, que notre attention a été attirée par le fait suivant : Les cas de diabète examinés à l'Hôtel-Dieu ou à l'hôpital militaire nous ont offert d'une manière nette, à première vue pour ainsi dire, les éléments étiologiques dont l'influence paraît trop certaine pour la laisser ignorée. Dans deux cas se rencontrent des indices suffisants de tuberculose ; dans un autre, la syphilis n'est pas douteuse. Il faut ajouter même, pour être sincère et complet, que, dans l'un des diabètes classés tuberculeux, on se demande si la syphilis n'aurait pas manifesté son influence, puisqu'il est bien probable que notre patient a été atteint de cette maladie, tout en étant entaché de tuberculose (sa femme présentant de véritables marques de syphilis).

Un fait pourrait nous être contesté cependant. M. Robin a déjà fait remarquer qu'il serait bon de distinguer : 1° la polyurie qui survient alors que la tuberculose est déclarée (ce serait, pour lui, la vraie polyurie insipide d'origine tuberculeuse) ; 2° la polyurie qui, pour M. Robin toujours, n'a rien de tuberculeux au début et ne fait que préparer le terrain à la tuberculose qui pourra s'y développer plus tard, longtemps après.

Telle n'est pas notre opinion. La polyurie peut survenir non seulement alors que la tuberculose pulmonaire est facilement diagnosticable, mais aussi quand elle ne se manifeste pas encore à nos sens, ou bien même quand les lésions tuberculeuses sont localisées loin du poumon et ne semblent pas devoir donner de grandes conséquences.

Dickinson a observé le diabète insipide comme « symptôme précurseur d'une méningite tuberculeuse ».

Le *Correspondenz Blatt f. Schw. Aerzte,* 1883, publie un fait semblable chez une enfant de quatre ans. Après neuf mois de polyurie, de polydipsie, se montra une méningite de la base.

Le Dʳ Pain rapporte une observation de polyurie survenue dans le cours d'une tumeur blanche du genou.

Le Dʳ Granel rapporte un fait analogue dans un cas de tuberculose testiculaire.

C'est déjà faire pressentir que cette polyurie est la manifestation d'une intoxication générale. C'est dire aussi que la tuberculose a le temps d'agir comme intoxication générale avant que nous puissions en remarquer des signes ou des symptômes évidents. Ne sait-on pas que, pour tomber sous nos sens, les lésions pulmonaires doivent présenter déjà un certain développement ?

Aussi est-il logique d'admettre que, dans ces cas appelés par M. ROBIN « diabète insipide compliqué de tuberculose pulmonaire », l'infection bacillaire préexiste. Seulement, elle demande à être cherchée dans les antécédents héréditaires, dans les antécédents collatéraux, dans les antécédents personnels, dans l'état général du malade (amaigrissement souvent intense)..., peut-être aussi dans l'examen du sang, c'est-à-dire le séro-diagnostic.

Nous avons la ferme assurance que, dans ces cas, on a affaire à une tuberculose latente, une de ces formes qui évoluent d'une manière lente, une de ces formes torpides qui, par leur peu de violence, préparent pour ainsi dire l'individu à une résistance de plus longue durée par un phénomène d'accoutumance peut-être, en face de doses faibles de toxine, jusqu'au moment où, les réactions de l'organisme devenant insuffisantes, l'affection, ne trouvant plus d'obstacle, franchira avec rapidité les stades qu'elle n'avait pu parcourir. La cause apparaissait peu, mais elle existait.

Que deviendront maintenant ces cas de polyurie simple observés après des maladies infectieuses comme la grippe, la fièvre typhoïde, etc. ? Tout récemment encore, M. KLIPPEL, dans la *Revue de neurologie,* a publié une observation de polyurie observée après une fièvre typhoïde. Faut-il voir dans cette affection l'origine du diabète insipide remarqué ?

Un doute persiste dans notre esprit. Si l'on avait pu suivre de tels malades, il est probable qu'au bout de quelque temps on aurait pu découvrir dans les poumons, (au doigt et à l'oreille), les signes de l'affection qui, latente jusque-là, avait échappé aux examens les plus minutieux.

Du reste, une remarque est à faire pour l'observation de M. KLIPPEL ; on y trouve ces termes : « ...A l'âge de quarante ans, elle eut une fièvre typhoïde... *Avant cette époque,* il était arrivé à la malade de se réveiller parfois la nuit avec une soif vive... » La polyurie était probablement assez faible pour que la malade ne s'en inquiétât pas davantage. Mais la fièvre typhoïde survenant alors, ou bien a augmenté la sensibilité nerveuse de la patiente vis-à-vis des causes d'irritation, ou bien a provoqué l'exaltation de ces dernières, ou bien a déterminé les deux processus à la fois : un regain de vitalité à l'infection tuberculeuse possible, une irritabilité plus grande du système nerveux.

L'alcoolisme lui-même aurait, pour nous, la même action : celle d'accroître, de rendre apparent ce qui existe déjà.

Est-ce à dire que la *théorie nerveuse* du diabète insipide est inexacte et purement hypothétique ?

Tout en pensant que la syphilis et la tuberculose occupent une place prépondérante dans l'étiologie de cette polyurie, il est difficile de ne pas avouer cependant qu'il existe des cas où les faits *paraissent* être contre nous et semblent donner raison aux auteurs de la théorie nerveuse : MM. BRISSAUD, MATHIEU, DEBOVE...

Il est en effet de ces patients qui sont doués d'une sensibilité vive, qui ont, disent-ils, les « nerfs à fleur de peau », dont la « sensibilité semble percer l'épiderme », dont le système nerveux en un mot est extrêmement impressionnable. Parfois on a toutes les apparences d'une névropathie parfaitement développée, d'une hystérie ; et, si l'on ne connaissait certains rapports pathologiques, on serait bien vite dans l'embarras.

Il existerait donc deux termes dans les données de notre problème : d'une part, une hyperexcitabilité du système nerveux de l'individu, une névropathie, une névrose même parfois ; d'autre part, une maladie générale, infectante, comme la tuberculose ou la syphilis. Nous devons tenir compte et de l'un et de l'autre, afin de rester d'accord avec la réalité des faits.

Ces deux termes ne sont pas aussi discordants qu'ils ne le paraissent ; à notre avis, la conciliation se fait d'une façon assez naturelle.

A mesure que le temps s'écoule, les idées poursuivent leur évolution. Hier encore, l'hystérie, la névropathie pour parler d'une façon plus générale, n'avaient d'autre substratum qu'une imparfaite observation. Aujourd'hui s'est ouverte une voie nouvelle destinée à devenir féconde : ces névropathies ont pour base une intoxication. Qu'on se limite à la tuberculose, on trouvera des fondations déjà bien fermement établies.

« On ne saurait plus aujourd'hui contester les liens étroits qui existent entre la tuberculose et les maladies nerveuses en général », dit notre camarade et ami le Dr CAMPANA dans sa thèse de 1902, thèse à laquelle nous allons faire de nombreux emprunts.

Pourtant, la question n'est pas nouvelle ; Hippocrate avait observé que, *dans la phtisie, la suppression de l'expectoration produit un transport avec délire loquace.* Pinel, en 1819, met en évidence, au moyen d'observations probantes, l'influence de la tuberculose sur l'aliénation mentale. Esquirol écrit : « La phtisie cause ou précède l'aliénation mentale et *alterne* avec elle. » Morel, dans son *Traité des maladies mentales,* de 1860, nous dit : « Les différentes périodes d'évolution de la phtisie pulmonaire peuvent amener certaines *perturbations intellectuelles*..... *non seulement chez les individus eux-mêmes atteints de tuberculose, mais aussi chez leurs descendants.* »

C'est là, en effet, que réside tout l'intérêt de cette question. Un des maîtres de la neuropathologie moderne, M. le professeur Grasset, a été l'un des premiers à mettre en évidence ce rôle de l'hérédité tuberculeuse. Qu'on nous permette de citer quelques passages d'un article de cet éminent savant, article paru dans le *Dictionnaire de médecine et de chirurgie pratique :*

« La diathèse tuberculeuse n'est nullement caractérisée par la lésion tuberculeuse ; elle peut se manifester par des lésions autres que les tubercules..... En envisageant cette maladie à travers les générations diverses des familles, *on voit clairement l'hystérie, l'hypocondrie, l'aliénation mentale et d'autres névroses manifester la diathèse pendant un certain temps de la vie d'un sujet ou chez les divers membres d'une génération ;* les lésions phtisiques reparaissent avant et après les névroses dans la chaîne héréditaire et rétablissent ainsi la filiation et la parenté de tous ces accidents aux yeux des

moins clairvoyants. On a prétendu qu'il y avait antagonisme entre l'hystérie et la tuberculose, c'est une
erreur d'interprétation, mais qui a un point de départ
clinique assez exact. On voit souvent des enfants de race
tuberculeuse échapper à la phtisie pulmonaire parce
qu'ils sont hystériques ou tant qu'ils sont hystériques ;
leurs enfants sont phtisiques à leur tour, ou eux-mêmes
le deviennent quand l'hystérie cède. Ce n'est pas qu'il
y ait antagonisme entre l'hystérie et la phtisie, c'est
simplement que l'hystérie est, chez certains, la manifestation de la diathèse, et alors la manifestation pulmonaire ne se produit pas tant que la manifestation névro-
sique évolue. »

« Il est très fréquent, en effet, de constater chez les
descendants de tuberculeux, d'après l'opinion de
MM. Pierret et Pic, dit le Dr Campana, que, parmi
d'autres manifestations pathologiques, les troubles nerveux occupent le premier plan. Il arrive même bien
souvent que des individus, issus de parents tuberculeux,
se présentent comme de simples nerveux, sans que l'examen le plus minutieux puisse révéler aucune lésion de
la nature de celle qui a emporté leurs ascendants.»

Mais le facteur qui manifeste ainsi constamment son
influence, sous diverses formes, c'est toujours la dia-
tèse tuberculeuse.

Ces phénomènes hystériques ne sont point du reste
les seules manifestations de la diathèse tuberculeuse.
Il arrive fréquemment que la bacillose donne naissance
à des symptômes nerveux, alors pourtant qu'elle ne se
montre point d'une manière indubitable. M. le profes-

seur TEISSIER, il y a quelques annéés, a insisté longue-
ment sur le processus neurasthénique observé avant
l'apparition franche de la tuberculose ; il l'a décrit sous
le titre bien connu de *Neurasthénie prétuberculeuse*.

Ce que l'on remarque chez ces malades, c'est une
faiblesse, une sorte d'épuisement du système nerveux,
qui se joignent à des signes d'excitation ; on reconnaît
chez eux une *faiblesse irritable,* telle est l'expression
qui rend le mieux compte de cet état morbide.

Il arrive, en effet, qu'on découvre chez eux soit de la
céphalée, soit une sensation de fatigue qui leur enlève
toute capacité de travail, tout capacité d'énergie, d'effort, soit un sommeil pénible troublé par des cauchemars, soit des troubles de l'estomac, de l'intestin, soit
des troubles circulatoires, battements de cœur, palpitations avec angoisse précordiale, etc... Et tout cela s'a-
joute à une hyperexcitabilité parfois extrême du système nerveux.

Qu'on examine un de ces malades, atteint en même
temps de diabète insipide ; tous ces signes nerveux sau-
teront aux yeux de l'observateur ; celui-ci ne verra,
n'entendra que ce que l'examen pourra lui faire découvrir. Rien ne lui montrera que le poumon est déjà
atteint ; les lésions bacillaires existent pourtant, elles
exercent leur influence, mais souvent elles ne sont pas
directement décelables.

Notre malade est-il un nerveux ou un infecté ? Il paraît nerveux au premier abord ; mais qu'on le suive, et
bientôt apparaîtront successivement, dans bien des cas,
les indices des étapes rapides du mal qui l'envahit.

Souvent, il arrive que ces patients ne restent qu'un

temps fort court dans les salles d'hôpital, ils en sortent sans qu'on ait pu modifier leur diagnostic étiologique. Un jour, on les rencontre par hasard dans le cabinet de consultation du médecin (un fait semblable nous a été rapporté par M. le professeur TEISSIER) ; à ce moment, le doute n'est plus possible, l'infection a gagné du terrain, et le diabète persiste.

Malheureusement pour la clinique, ces confirmations restent ignorées. Le praticien consacre son temps à ses clients ; il n'a point toujours le loisir de s'informer davantage ni de publier les faits qu'il a recueillis.

En résumé, voici les résultats où nous ont conduit l'observation et les recherches :

1° Dans les cas de diabète insipide vrai que nous avons vu nous-même, un examen simple et rapide a suffi pour nous y faire découvrir les facteurs étiologiques soupçonnés à juste titre par M. le professeur TEISSIER.

2° Dans les cas recueillis dans la littérature médicale, nous avons fait encore une simple moisson favorable à l'idée de M. le professeur TEISSIER. Mais il nous est impossible de faire un pourcentage quelconque, vu d'une part que les observations sont trop souvent muettes sur les antécédents ou trop brèves vis-à-vis d'autres signes ou symptômes, et, d'autre part, que beaucoup de malades n'ont pu être suivis dans l'évolution de leur maladie ou des causes de leur affection.

3° Qu'en effet, des cas de diabète insipide étiquetés « hystériques » ou « nerveux », n'étaient que des cas de diabète se manifestant à une époque où la diathèse tu-

beruleuse s'offrait sous la forme d'hystérie (GRASSET) ;
ou bien, cas plus fréquent, n'étaient que des cas de
diabète apparaissant en même temps que certains symptômes neurasthéniques précurseurs de la tuberculose
(TEISSIER).

SYMPTOMATOLOGIE

Il existerait, d'après M. Lecorché, deux formes de diabète insipide vrai : une forme aiguë, une forme chronique. Ces deux formes, disons-le de suite, n'ont pas été séparées pour faire croire à une origine spéciale de chacune. « Aucune nuance clinique ne peut faire distinguer son origine », a dit M. Klippel. Néanmoins, avec M. Lecorché qui, à notre connaissance, a seul donné cette division, nous reconnaîtrons deux grandes sortes de début du diabète insipide.

A. *Début brusque.* — L'invasion de cette maladie est en effet souvent subite. Tantôt elle se montre assez brusquement, mais sans réaction de l'organisme, *sans fièvre.* Dans quelques cas, c'est après une émotion vive, après un refroidissement brusque par un bain froid, le corps étant en sueur ; après l'ingestion de boissons abondantes ou glacées ; après certains traumatismes, depuis le plus violent, coup de pied de cheval sur le front (Charcot), chute dans une cave, jusqu'au plus léger, au plus simple effort ; ou bien à la suite d'infections comme la fièvre typhoïde, la fièvre intermittente (Leteinturier, Niemeyer), la scarlatine (Kulz), la diphtérie... Bonnet rapporte l'histoire d'une femme de trente-quatre ans qui, étant allée à son travail à 6 heures du matin en parfaite santé, fut prise à 8 heures d'une hyperdiurèse qui, depuis, n'avait pas discontinué.

D'autres fois, elle se montre subitement aussi, mais *avec fièvre,* abattement ; nous en trouvons des exemples dans les observations I (tub.), XI (tub.), XXI (tub.).

B. *Début lent.* — Dans les autres cas, au contraire, la maladie se développe insidieusement, progressivement. Les malades se plaignent parfois de faiblesses vagues, de sensations de fatigue, d'amaigrissement, et c'est peu à peu que s'établit, pour rester chronique, l'affection dont les deux grands symptômes dominants sont : la *polyurie,* la *polydipsie.*

En effet, que le début soit aigu ou que la maladie soit chronique d'emblée, dans sa forme ordinaire, dans son évolution courante, le diabète insipide vrai apparaissant à une époque quelconque de la syphilis ou de la tuberculose, est caractérisé par la chronicité de la polyurie, par la chronicité de la polydipsie.

C. *Polyurie.* — Une question, il y a un demi-siècle, avait provoqué des discussions mémorables : c'était celle de la priorité de la polyurie ou de la polydipsie.

Un moment, l'opinion courante, par la voix de LACOMBE, de TROUSSEAU, de GUÉNEAU DE MUSSY, fut que le diabète insipide débutait par une exagération de la soif ; on donnait même à l'affection le nom de « vésanie de la soif », de « polydipsie ». Mais depuis Claude BERNARD, CARKES, NEUFFER, la polyurie est regardée comme la première en date. La polydipsie est secondaire à l'élimination rénale, elle est entièrement sous sa dépendance. « La preuve, du reste, dit M. LECORCHÉ, que la polyurie prime la polydipsie dans les cas de polyurie, c'est que la sécrétion exagérée de l'urine n'en continue pas moins, alors qu'on supprime toute ingestion de boisson. »

A propos de cette polyurie, les observations anciennes mentionnent des quantités vraiment fabuleuses. SAVONAROLA parle de 48 litres par jour ; JARROLD, de 50 à 70 litres ; BAUMES, de 156 ; FONSECA, de 200 !

La réalité n'est point dans ces chiffres ; ce sont des exceptions, si du moins ils ont existé.

D'après BOUCHUT, la sécrétion d'urine, qui dépasse le chiffre de 1.500 grammes en vingt-quatre heures, est un état pathologique caractérisant ce que l'on appelle la polyurie. Partant de là, on peut dire avec M. LECORCHÉ que l'élimination rénale peut osciller *entre 2 et 10 litres par jour ;* cette élimination peut monter, même assez souvent, à 15 litres, quelquefois seulement à 20, à 30 litres. PIDOUX, cité par TROUSSEAU, rapporte même un cas de 45 litres en vingt-quatre heures.

Cette polyurie est susceptible de subir quelques *variations* intéressantes à noter. On a remarqué d'abord qu'elle diminuait sous l'influence d'un régime azoté, qu'elle était presque totalement supprimée sous l'influence d'une élévation de température. D'autre part, l'expérience a démontré que cette polyurie augmentait par l'usage du sucre et des féculents ; qu'elle était plus marquée la nuit que le jour. On aurait expliqué cette dernière particularité par une modification de pression du sang, plus grande la nuit, par suite de l'ingestion plus considérable de liquide durant le jour.

Cette polyurie est en outre accompagnée de *pollakiurie ;* le malade éprouve fréquemment le besoin d'uriner ;

la nuit, c'est une cause d'insomnie ; le jour, c'est une préoccupation continuelle, car le besoin est parfois si pressant que le malade n'a pas le temps de le satisfaire et qu'il urine dans son pantalon.

D. *Polydipsie*. — La polydipsie ne va pas sans la polyurie. Une soif quelquefois modérée, mais le plus souvent ardente, impérieuse, est une source de souci constant, celui de se procurer pour bientôt, pour plus tard, un liquide capable d'apaiser cette angoisse. On voit ces malades accumuler des réserves d'eau, de boissons de toutes sortes ; ils boivent tout ce qu'ils trouvent, eau, tisanes, boissons alcooliques (particularité remarquable, sans être incommodé par l'alcool). Leur torture est parfois telle que, si on les prive de tout liquide, ils tombent dans une angoisse indescriptible ; si on le leur restreint, ils vont jusqu'à se servir de leurs urines et même de celles de leurs voisins.

La quantité absorbée est légèrement supérieure à la quantité d'urine émise ; en moyenne, elle est de *5, 7, 8, 10 litres*, quelquefois 12, 15 litres. J. Frank parle de sujets qui buvaient 20 litres en vingt-quatre heures, un seau, une voie d'eau ; un malade de Rayer absorbait deux pleins seaux ; un enfant de cinq ans, cité par Lacombe, buvait 12 bouteilles d'eau par jour ; le malade de Pidoux a bu 20 litres de vin en une seule séance !

En effet, ces malades boivent *souvent* et *beaucoup à la fois*. Leur soif est continuelle, elle les harcèle la nuit comme le jour ; elle est si vive qu'ils s'attachent avec avidité au robinet d'une fontaine et, si on les empêche d'obéir au besoin qui les tourmente, ils s'irritent, entrent en fureur, vont même jusqu'au délire.

Du reste, l'interdiction de tout liquide n'est pas sans leur faire courir de graves dangers. Fonssagrives, nous le verrons plus loin, a voulu donner à la diète sèche la valeur d'un traitement efficace ; mais les recherches de Neuschler, de Parkes, de Falck, de Neuffer, exhortent à la prudence et conseillent d'éviter ce que la polyurie provoquerait par sa persistance, après abstention de liquide, c'est-à-dire l'autophagie, la déshydratation rapide de tous les tissus, déshydratation dont l'issue ne serait pas douteuse.

E. *Urines.* — Il ne semblerait pas, cependant, d'après la définition même du diabète insipide, que ce flux urinaire fût spoliateur à un degré élevé, à part ces cas de privation totale.

Cependant, les auteurs sont loin d'être d'accord sur la composition des urines.

Tout le monde reconnaît que les urines sont pâles, limpides, d'une odeur peu marquée, d'une saveur presque nulle. Mais où les opinions commencent à devenir différentes, c'est dans les questions de teneur en sels de ces déchets éliminés.

D'une façon générale, la densité de ces urines est représentée par un chiffre supérieur à celle de l'eau ; Lancereaux seul lui assigne quelquefois un chiffre inférieur. En moyenne, elle est en effet de 1002, 1004, 1006, parfois elle atteint 1010 (Vogel).

La teneur en matières salines fait varier ordinairement la valeur de la densité. Celle-ci, semble-t-il dans le cas présent, n'est diminuée que parce que la quantité d'eau s'est accrue.

Kiener, pourtant, tend à rejeter l'hydrurie simple ;

il pense que toute polyurie doit entraîner après elle une élimination plus abondante de principes salins, une circulation plus active et le passage d'une plus grande quantité d'eau à travers l'organisme devant opérer un lavage plus complet des détritus de la désassimilation. L'expérimentation, d'ailleurs, semble donner raison à KIENER ; WECKART et BISCHOFF ont augmenté l'ingestion des boissons chez l'homme sain, et ils ont vu augmenter dans une certaine mesure les déchets organiques.

D'après M. le professeur TEISSIER, cette assertion est trop absolue ; l'observation lui a montré des cas de polyurie excessive s'opposant à l'élimination de l'urée.

Toutefois, les dernières expériences de RICHET et de MOUTARD-MARTIN semblent devoir remettre le fait en question ; la polyurie, pour ces observateurs, entraînerait toujours une élimination d'urée plus abondante.

En présence de pareilles dissidences, il est nécessaire de demander à la clinique, aux faits mêmes, les renseignements qui peuvent nous éclairer sur la nature de ces urines.

L'embarras est encore bien grand. LANCEREAUX, dans sa thèse d'agrégation, publie trois observations empruntées aux deux thèses de KIEN et KIENER, et dans chacune l'analyse n'a pu donner de résultats concordants.

DEMANGE, dans le *Dictionnaire des sciences médicales,* écrit : « L'urée est parfois moindre qu'à l'état normal ; les sulfates et les phosphates sont habituellement diminués ; les chlorures seuls se rencontreraient en excès. »

HARDY, dans la *Gazette des Hôpitaux,* de 1883, trouve une diminution de l'urée avec augmentation des phosphates et du chlorure de sodium.

Dans quelques résultats empruntés à la *Deutsche med. Wochenschrift,* de 1890, nous trouvons dans une première analyse : urée et phosphates normaux, chlorure de sodium, au-dessous de la normale ; dans une deuxième analyse : phosphates normaux, diminution de l'urée et du chlorure de sodium ; dans une troisième (MOSLER) : diminution de l'urée, phosphates et chlorure de sodium en quantité normale.

Les observations de diabète d'origine tuberculeuse que nous avons présentées fournissent les chiffres suivants :

OBSERVATION II.

    1re analyse : Urée : 19,50 par jour.

                An. ph. : 0,76.

                NaCl : au-dessous.

    2e analyse : Urée : 12 gr.

                An. ph. : 0,60.

                NaCl : au-dessous.

OBSERVATION III.

    Urée : 13 gr. par jour.

    An. ph. : 0,75.

OBSERVATION IV.

    Quantités normales.

OBSERVATION VI.

    Urée : 17 gr. par jour.

    Phosphates : 3 gr.

OBSERVATION IX.

    Urée : 26 gr. 3 (appétit légèrement exagéré).

    Phosphates : 2,90.

OBSERVATION XI.

    Urée : 32 gr. (état fébrile, 8 à 13 litres d'urine).

An. ph. : 1,45.

NaCl. : 7 gr. 65.

Observation XII.

Urée : 6,72.

NaCl. : 4,82 (polyurie allant jusqu'à 20 litres).

Observation XIII.

Urée : 27 gr. (état fébrile, phtisie rapide).

Phosphates : 2 gr. 40.

Observation XIX.

Urée : 15 gr.

Observation XIX.

Urée : 18 gr.

Chlor. : 8,30.

Or, d'après A. Gautier, la teneur des urines en urée, en phosphates, en chlorure de sodium est la suivante :

Urée : 33 grammes par 24 heures.

Phosphates : 2 gr. 80 * —

Chl. de sodium : 13 gr. 60 —

Il serait donc logique de déduire des analyses précédentes que les principes de l'urine sont diminués dans tous les cas. Mais si l'on se rappelle que la nourriture donnée à l'hôpital ne permet qu'une élimination moyenne de 16 à 18 grammes d'urée et diminue d'une proportion semblable le chiffre des autres sels, on en viendra à cette conclusion : *la teneur en sels des urines dans le diabète insipide vrai est voisine de la normale ; les variations ne consistent qu'en un abaissement léger des chiffres obtenus avec l'alimentation hospitalière ;* une diminution plus marquée n'est due qu'à une déchéance profonde de l'organisme indiquant les progrès rapides de l'infection tuberculeuse (2ᵉ analyse de l'observation II ; observation XII).

L'homme atteint de diabète insipide vrai ne subit donc pas une action trop spoliatrice de la part de cette élimination urinaire excessive. Il peut lui arriver d'uriner plus qu'il ne boit ; néanmoins, les matériaux de l'urine ne changent pas de proportion. Peut-être l'excès d'eau rejetée dépend-elle d'une diminution des perspirations cutanées et pulmonaires, comme le prétendent Strauss et Pribram.

Pendant quelque temps donc, cette affection ne peut paraître qu'une simple gêne.

L'avenir, par malheur, change bien vite d'aspect. Les conditions de santé, l'état général se modifient dans un sens défavorable ; c'est la déchéance qui se prépare.

Evolution. — L'évolution de cette maladie comprend deux sortes de troubles de l'organisme : des troubles d'ordre local, des troubles d'ordre général.

a) Tandis que la polyurie se continue sans présenter de types spéciaux, offrant des oscillations irrégulières, ne donnant tout au plus du côté des reins qu'une légère hyperémie, l'abondante ingestion de liquide, au contraire, crée des désordres du tube digestif qui s'accompagnent d'autres manifestations gênantes d'organes voisins.

L'appétit, parfois exagéré au début, ne tarde pas à s'affaiblir ; les digestions deviennent de plus en plus difficiles ; le malade ressent une pesanteur épigastrique après les repas ; il a souvent les symptômes et les signes d'une dilatation d'estomac ; il souffre de constipation, de dyspepsie flatulente.

La circulation n'est pas absolument normale ; les palpitations sont fréquentes ; le pouls est quelquefois petit ; on trouve le plus souvent de l'hypertension artérielle. On a observé un abaissement de la température, et, particularité intéressante, cet abaissement serait en rapport avec la quantité de boissons ingérées.

Le système nerveux, enfin, se débilite de plus en plus: douleurs, faiblesse vague, insomnie, épuisement, en un mot de la neurasthénie.

b) Mais il y a plus encore ; dans beaucoup d'observations, nous avons constaté un fait : l'abaissement rapide de l'état général, caractérisé objectivement par un *amaigrissement* inattendu. Chez le malade de l'observation (IX tub.), les chiffrent parlent trop clairement pour ne pas les citer : dès le début de sa polyurie, dans l'espace de six jours, diminution de 5 kilogrammes ; quinze à vingt jours plus tard, perte nouvelle de 4 kilogrammes ; quelque temps après, nouvelle perte de 6 kg. 500. Tout cela avec des urines dont la teneur en sels est à peu près normale ; cet homme mange bien ; son urée est de 26 grammes par jour, ses phosphates de 2 gr. 90 par vingt-quatre heures.

L'évolution et la durée de la maladie sont donc liées d'une façon assez intime à l'affection qui en est l'origine.

Tantôt l'évolution se précipitera, le diabète s'éteindra quand s'éteindra l'individu emporté par cet amaigrissement progressif ; tantôt, au contraire, le diabète persistera sans causer en apparence trop de désordres. Ce sera, sous ce dernier aspect, une forme chronique en rapport avec des lésions spécifiques ou bacillaires torpides, à évolution lente, faisant croire à une certaine intégrité de l'organisme, mais imprégnant peu à peu celui-ci de ses toxines jusqu'au jour où, fatiguée en quelque sorte de la lutte qu'elle soutient, l'énergie qui commande aux échanges intercellulaires viendra à baisser, entraînant une dénutrition marquée et, par suite, laissant le terrain libre à l'agent qui cherchait à l'envahir depuis si longtemps.

Il y a là, en effet, une question de résistance ; la preuve, c'est que, dans le diabète insipide héréditaire, le pronostic est plus grave, quelle que soit la date d'apparition de la polyurie, qu'elle soit congénitale ou qu'elle ne se montre qu'à un âge plus avancé. Dans cette forme due à la transmission de l'une ou l'autre des deux infections, il est un facteur qui ne reste pas sans effet : la faiblesse d'un organisme procréé dans de pareilles conditions.

DIAGNOSTIC

La polyurie est un phénomène si fréquent en clinique, elle apparaît sous l'influence de causes si variées qu'il peut paraître difficile au premier abord de donner un classement bien net de ces diverses formes.

Trois caractères nous guideront dans cette question de diagnostic différentiel. Ce sont, d'après M. le docteur MERKLEN : 1° la durée ; 2° la quantité ; 3° la qualité.

I. — La *durée* est en effet un élément important ; il y a des polyuries passagères ; il y en a de *durables*. Or, chacun sait qu'un des caractères de la polyurie insipide c'est une durée d'au moins plusieurs mois, sinon la chronicité même. Ce signe seul servira donc à éliminer déjà nombre de polyuries transitoires, symptômes incapables par eux-mêmes de fournir l'étoffe d'une entité morbide, comme l'est le diabète insipide vrai.

On séparera donc de notre affection la *polyurie passagère* que produisent les *émotions*, l'ingestion de *certaines boissons*, l'impression du *froid*. TENON rapporte qu'un individu devint polyurique après être tombé dans un ruisseau, durant une partie de chasse. Ces polyuries sont, du reste, « habituellement diurnes », contrairement à la véritable polyurie morbide qui, souvent, est plutôt nocturne. On ne confondra pas non plus le diabête vrai avec les crises, les *polyuries salutaires de certaines maladies infectieuses*, comme la fièvre typhoïde (MURCHISON), l'ictère infectieux bénin (CHAUFFARD), la fièvre intermittente, la scarlatine ; avec celles observées dans la *convalescence des maladies aiguës ;* avec celles qui suivent tout *état nerveux excessif :* crises convulsives, asthme, paroxysmes douloureux d'origine névropathique (angine de poitrine des hystériques par exemple), troubles persistants de sensibilité et de mobilité (LEYDEN, POTAIN, LIOUVILLE, OLLIVIER), ou à la suite de *traumatismes* même (BIRD, ROSTAN, PIORRY, CHARCOT, TROUSSEAU, BAUDIN, MARTIN, MOUTARD-MARTIN, PLAGGE), ou encore à la suite d'une *hémorragie cérébrale* (augmentation de l'urée). On mettra encore à part les polyuries qui dépendent d'une *irritation nerveuse prolongée*, comme la sciatique par exemple, fait signalé par DEBOVE, RÉMOND, LÉPINE, polyurie débutant avec la douleur, augmentant avec elle, atteignant 3 à 4 litres dans les vingt-quatre heures et cessant avec elle ; les *polyuries médicamenteuses* survenant après absorption d'alcool, de vin, surtout de vin blanc, de térébenthine, de nitrates alcalins à base de potasse ou de soude, de chlorate de soude, de ferrocyanure de potassium, d'urée, de résineux, d'oléo-résineux, ou d'eau de plantes comme le *borrago officinalis*, l'*asparagus*, le *genista scoparia*, le *juniperus communis* (baie), le *pareira brava*, la digitale, la scille... D'après SCUDAMORE, la polyurie passagère serait aussi un des signes prémonitoires de la *goutte ;* mais, d'après GARROD, elle ne s'observerait que chez les gens goutteux, de constitution nerveuse. Enfin, reste à isoler la *polyurie alcoolique*, conséquence de l'alcoolisme passager ou de l'alcoolisme chronique. Il est, chez certains alcooliques, une forme particulière de polyurie caractérisée par une abondance extrême des urines, 25 à 30 litres, et qui dure, incurable. Mais nous pensons que ces individus sont en puissance d'infection bacillaire et que, s'il était possible de les suivre, de les revoir de temps en temps, on finirait par découvrir un jour la lésion tuberculeuse, source de leur diabète.

II. — Les polyuries durables restent, formant un groupe dans lequel est contenu le diabète insipide. Il s'agit alors de polyuries durant des mois, des années, des polyuries qui pourront probablement être entrecoupées de période de calme due à l'intervention thérapeutique ou à tout autre cause, mais qui garderont ce caractère fondamental d'être essentiellement récidivantes.

Parmi ces polyuries, il faut distinguer deux catégories :

a) Dans une première, celles qui ne dépassent guère 2 à 4 litres dans les vingt-quatre heures ;

b) Dans une deuxième, celles dont le chiffre s'élève et va jusqu'à 8, 12 et même 20, 30 litres.

Chacune de ces catégories paraîtrait avoir une origine bien distincte : la première renfermerait les cas moyens, c'est-à-dire ceux qui appartiennent surtout aux affections de l'appareil urinaire : *néphrite interstitielle chronique, dégénérescence amyloïde du rein;* la deuxième renfermerait les grandes polyuries, celles qui ne s'observent guère à l'état permanent que dans le *diabète sucré* et les *diabètes insipides*.

III. — Mais il existe des cas moyens, des cas-limites,
cas de transition, où il serait difficile de dire, avec cette
simple notion, si l'on a affaire à une néphrite interstitielle chronique ou à un diabète insipide vrai. Nécessité
est d'avoir recours à un dernier signe, celui-là décisif :
la *qualité* des urines.

Cette qualité des urines comprend les caractères physiques et l'analyse chimique de ces produits d'élimination.

Les *caractères physiques* sont la couleur, la limpidité,
l'odeur, la présence ou l'absence de dépôts, etc... Ils
ont déjà un rôle si considérable qu'ils ont servi à M. le
professeur GUYON pour établir des distinctions impor-
tantes en chirurgie urinaire. Un exemple suffira ; pre-
nons la transparence ou l'état trouble. Il y a une *polyurie limpide* observée chez les vieillards *prostatiques* depuis peu et due vraisemblablement à une congestion rénale. Mais la limpidité fait vite place au « trouble » par
infection de la vessie et envahissement ascendant et progressif des uretères.

L'*analyse chimique* viendra finalement au secours de
la clinique pour décider en dernier ressort l'orientation
vraie du diagnostic.

Qu'on se trouve, par exemple, en face d'un cas de
néphrite interstitielle au début ; l'embarras, fréquemment, n'est pas léger. On n'a souvent, comme indice de
la maladie, qu'une urine d'abondance moyenne, avec
précisément tous les caractères physiques de l'urine du
diabète insipide vrai clarté, limpidité, odeur presque
nulle, acidité presque nulle également, densité faible...
A part cela, rien ou du moins presque rien. La clinique

pure est réduite à des hypothèses ; elle fera bien remarquer qu'un âge assez avancé, cinquante ans, par exemple, répond mieux à l'existence de la néphrite interstitielle chronique (DICKINSON) ; elle fera observer que le sujet appartient à la famille des arthritiques, ou bien qu'il est la victime d'une intoxication externe : alcool, plomb..., ou bien d'une intoxication interne : surmenage physique, intellectuel, excès de tous genres ayant durci ses artères et fatigué son cœur. Mais, malgré tout, le clinicien ne pourra conclure d'une manière ferme ; il lui faut attendre des signes nouveaux, les petits signes du brightisme de DIEULAFOY, ou bien les gros signes, tels que l'hypertrophie du cœur, le bruit de galop, etc...

Qu'on s'adresse à la chimie ; elle décèlera l'albumine qui ne tardera pas à se présenter dans les urines d'un tel malade. Elle fournira d'autres précieux renseignements, si on les lui demande ; elle nous dira le chiffre de l'urée et des phosphates. *L'urée, en effet, diminue* notablement dans le mal de Bright ; cet abaissement est parfois considérable ; il n'est pas rare de voir ce chiffre quotidien tomber à 12, 10, même 8 gr. 50 (DICKINSON), 1 gramme (ROSENSTEIN). De même, *abaissement du chiffre des phosphates ;* DICKINSON parle de 0 gr. 87 en vingt-quatre heures dans un de ses cas. On pourra constater en outre, *au début, une élévation du chiffre des chlorures.* Enfin, si l'on ajoute à l'urine un peu d'*acide nitrique,* on obtiendra cette *coloration rosée* indiquée par M. Teissier père et rappelée par M. Chauffard.

Pourtant, il est une polyurie limpide dans laquelle l'analyse chimique décèlera rarement l'albumine, c'est la *dégénérescence amyloïde du rein.* Ses conditions d'ap-

parition, de développement, donnent des indications suffisantes il s'agit, en effet, dans la plupart des cas, de
phénomènes survenant après de longues suppurations,
des suppurations chroniques. Les urines sont abondantes, pâles, de densité faible. L'urée et les chlorures
sont diminués. De plus, on observe souvent la même
dégénérescence dans d'autres organes.

Ainsi, par ces considérations de durée, de quantité,
de qualité, nous avons éliminé tout ce qui n'était pas
« diabète ». Il reste donc à terminer ce diagnostic différentiel par l'examen des grandes polyuries chroniques.

Tout d'abord, la constatation du sucre dans les urines
nous fait déjà mettre à part le *diabète sucré ;* la constatation de l'inosite, le *diabète inosurique de Gallois.*

Quant aux diabètes réputés insipides, en voici les caractères :

1° Le *diabète azoturique* est constitué par une polyurie aussi marquée que celle du diabète insipide vrai.
Elle est influencée par contre par le régime azoté et par
l'élimination d'urée, l'urée exerçant la même action que
le sucre ou les phosphates. Les urines de ce diabète se
troublent parfois rapidement, en prenant une odeur
ammoniacale ; elles sont alors ou neutres ou alcalines ;
en effet, cette odeur tient à la décomposition de l'urée,
dont le chiffre varie de 35 grammes à 133 grammes par
vingt-quatre heures. La densité de ces urines est un peu
plus élevée que celle des urines insipides vraies. Du
reste, la polyphagie qui se montre dans le diabète azoturique est la cause d'une augmentation du taux des
chlorures (15 à 30 grammes) et parfois aussi des phos-

phates (5 à 9 grammes). Mais, particularité intéressante, même si l'appétit diminue, même s'il tombe au-dessous de la normale, la quantité d'urée reste toujours au-dessus de la normale, malgré un certain abaissement. C'est ce qui fait qu'un des caractères de ce diabète est d'entraîner rapidement la déchéance de l'organisme. Les malades se plaignent de dépression, surtout de faiblesse des jambes (Lasègue) ; ils maigrissent, deviennent pâles, leur pouls est petit, leurs extrêmités sont froides, ils ont de l'essoufflement, des troubles nerveux (céphalée, fatigue cérébrale...) ; qu'une maladie intercurrente s'établisse dans ce terrain mal défendu, c'est une issue presque fatale qu'il faut présumer.

2° Le *diabète phosphaturique*, décrit en 1876 par M. le professeur Teissier, est également une des grandes formes de polyurie chronique. Comme son nom l'indique, les phosphates des urines sont en quantité exagérée. Une simple analyse suffira donc pour faire le diagnostic. On y verra que les phosphates y dominent avec l'urée ; d'ailleurs, la présence des phosphates en excès dans les urines donne souvent à celles-ci un aspect particulier : paillettes brillantes tenant à la présence de gros cristaux de phosphates ammoniaco-magnésiens, et légère couche irisée à la surface du liquide, surtout s'il y a coïncidence d'uraturie et d'oxalurie.

3° Enfin, le dernier type de diabète qui nous reste, à part le *diabète leucomurique de Gubler*, facile à déceler, c'est celui qui nous occupe : c'est le *diabète insipide vrai*.

Il répond parfaitement, par ses symptômes, à la définition que nous en avons donnée ; il répond aussi aux différents caractères qui nous ont permis d'éliminer les autres polyuries.

Il y a, en effet, dans ce diabète, élimination exagérée, abondante (quantité), et élimination durable (durée). Les urines sont claires, limpides, de densité faible ; elles n'ont pas cet aspect particulier des urines phosphatiques, ni cette odeur ammoniacale des urines azoturiques ; elles ne contiennent ni sucre, ni sels en excès, ni en trop peu ; elles ressemblent nettement à des urines normales auxquelles on aurait ajouté une certaine quantité d'eau.

Enfin, dernier caractère particulier, c'est que la déchéance de l'organisme tient moins au flux urinaire, comme dans les autres diabètes, qu'à la maladie même qui a donné naissance à ce flux, c'est-à-dire la syphilis ou surtout la tuberculose.

PATHOGÉNIE

Au début de ces recherches, deux données s'imposent à notre attention.

L'une tient à la glande rénale. Le rein comprend deux éléments importants : d'une part, les glomérules ; de l'autre l'épithélium sécréteur. Or, après de nombreuses expériences, parmi lesquelles il nous faut citer celles de HEIDENHAIN, on est arrivé à ce résultat : « Les tubes contournés et, dans une certaine mesure, les tubes de HENLE (c'est la localisation de l'épithélium sécréteur) sont le lieu d'excrétion des substances normales ou étrangères contenues dans l'urine, pendant que *les glomérules avec leurs capsules sont le lieu d'élimination de l'eau du sang* ».

L'autre appartient au caractère distinctif qui existe entre l'urine de l'individu normal et celle du diabétique insipide. LECORCHÉ définit ainsi l'affection : « Un état morbide caractérisé par une émission exagérée et non passagère d'urine, *sans augmentation des éléments constitutifs essentiels* de cette urine », c'est-à-dire sans variation notable du chiffre de l'urée, des phosphates, des chlorures... Une urine de polyurique ne pourra donc différer de l'urine normale que par sa *plus grande teneur en eau.*

La physiologie indique le passage de cette dernière substance : c'est *au niveau du glomérule* qu'a lieu cette filtration exagérée. On peut, dès lors, rejeter tout désordre fonctionnel du côté des tubes contournés ou de l'anse de Henle ; c'est le glomérule qui est en cause, c'est vers lui que doivent converger toutes les recherches.

Trois termes nous paraissent dignes d'intérêt. Nous sommes, en effet, en présence d'un liquide, le *sang*, placé entre une force, la *pression artérielle*, et un lieu de résistance, la *membrane filtrante*, paroi vasculo-glomérulaire. Le sang doit fournir à l'urine l'eau qui lui donne son caractère particulier ; ce fait entraîne nécessairement une modification dans la rapidité ou l'intensité du phénomène de filtration. La membrane filtrante restant sensiblement la même, d'après les renseignements donnés par l'autopsie, il n'y a que deux facteurs capables de varier : la pression artérielle, peut-être le sang lui-même.

A. Pression artérielle.

Si l'on met à part les cas de lésions cardiaques ou artérielles capables de modifier la valeur de cette pression, il ne reste plus qu'à mettre celle-ci sous la dépendance étroite du système nerveux.

« Par le hile pénètrent dans la substance rénale les ramifications d'un plexus nerveux provenant du grand sympathique. *Ce plexus nerveux est en relation certaine avec les vaisseaux* (Morat-Doyon). »

L'expérience montre, de plus, qu'il existe un *rapport entre la pression vasculaire et la quantité d'urine sécré-*

tée. Il s'agirait donc de savoir quelles sont les lésions nerveuses suffisantes pour produire cet excès de pression, par suite, cette polyurie.

C'est à l'*expérimentation* que nous allons tout d'abord nous adresser.

Le symptôme « polyurie » a, en effet, été obtenu de façons bien diverses. Il serait long de rappeler tous les faits publiés par les expérimentateurs ; mais il sera utile, croyons-nous, d'indiquer de nouveau les points intéressants des résultats acquis.

« Quand, dit Cl. BERNARD, on pique sur la ligne médiane du quatrième ventricule, exactement au milieu de l'espace compris entre l'origine des nerfs acoustiques et l'origine des nerfs pneumogastriques, on produit à la fois l'exagération des deux sécrétions hépatiques et rénales. Si la piqûre atteint *un peu plus haut*, on ne produit *très souvent que l'augmentation dans la quantité des urines...* »

La polyurie ainsi déterminée apparaît aussitôt, mais elle est de courte durée.

BECKER provoqua également de la polyurie (mais avec glycosurie) par la piqûre de l'un ou des deux renflements olivaires, des pédoncules cérébelleux, de la partie postérieure du pont de Varole.

SCHIFF la reproduit par une section de la moitié du pont de Varole, par la piqûre de toute la moelle allongée, par l'irritation avec destruction de la moelle à l'origine du plexus brachial, par la section des cordons postérieurs de la moelle, ou bien des cordons antérolatéraux. Dans tous ces cas, le phénomène apparut au bout de trois quarts d'heure et fut de plus longue durée.

Eckard obtint de même de la polyurie en électrisant le vermis inférieur.

Moos reprit les expériences de Schiff, obtint des résultats confirmatifs. La galvanisation de la moelle cervicale lui donna des effets semblables.

Cl. Bernard et Hermann excitèrent le nerf vague au niveau du cardia, filets qui vont servir à la formation du plexus solaire : polyurie. Même résultat après section du sympathique (Cl. Bernard).

Pavy lia les nerfs qui accompagnent l'artère vertébrale dans le canal des apophyses transverses, enleva un ganglion de la partie supérieure du cou : polyurie également.

Voilà des faits, quelle en est l'explication?

Le Dr Fischer, dans les *Archives de médecine*, avait supposé qu'aux cellules sympathiques de la moëlle, du cerveau, du cervelet, correspondent les nerfs sympathiques ; qu'arrivé au plancher du quatrième ventricule, le faisceau végétatif se résout en filaments qui rayonnent dans tous les sens, et que l'irritation sur ce point donne lieu à une dilatation active des vaisseaux. Ce centre, ainsi placé dans le quatrième ventricule, aurait comme voie centrifuge des filets qu'on suppose traverser la moëlle, puisqu'une section de la moëlle arrête l'effet provoqué, tandis que la section des splanchniques ou des pneumogastriques n'empêche rien. Le point de départ des irritations pourrait être central ou périphérique ; dans ces deux cas, il y aurait acheminement centripète, puis action directe sur les racines qui émanent du centre, enfin descente le long des faisceaux spinaux jusqu'aux vaisseaux du rein dont la dilatation active provoquerait un afflux sanguin artériel, par suite une augmentation de pression dans ces artères. Un cas pourrait ne point présenter ce caractère réflexe, c'est celui d'irritation voisine de la glande rénale, en quelque sorte d'irritation exclusive des fibres centrifuges elles-mêmes.

Schiff est d'une opinion un peu différente. Il « prétend que les vaso-moteurs, qui régissent la contraction des vaisseaux dans les organes abdominaux, partent des couches optiques et des pédoncules cérébraux, se réunissent dans la moëlle allongée où ils sont côte à côte avec les nerfs vaso-moteurs du reste du corps, puis descendent dans le cordon antéro-latéral en s'éloignant les uns des autres, quittent enfin la moëlle, traversent les ganglions du cordon spinal et, en dernier lieu, se terminent dans les organes abdominaux sur les vaisseaux desquels ils exercent leur action ».

En résumé, la médecine expérimentale nous fournit l'idée d'un *centre,* localisé selon la majorité des savants, dans le *plancher du quatrième ventricule,* d'une *voie centripète* et d'une *voie centrifuge,* toutes deux occupant la moelle épinière. Elle nous offre encore cette notion capitale : *c'est dans le système des nerfs vaso-moteurs qu'il faut chercher le mécanisme de la polyurie.*

C'était déjà l'opinion du Dr Roberts, de Manchester, pour qui la cause unique et immédiate de la polyurie était la dilatation des vaisseaux capillaires du rein, dont les parois amincies laissent filtrer la portion aqueuse du sang, dilatation mise sur le compte des vaso-moteurs.

C'est aussi celle de M. Lecorché et de presque tous les auteurs : *la polyurie tient à une pression intra-vas-*

culaire exagérée, et cette exagération est due à une irritation nerveuse capable de provoquer une *vaso-dilatation active* des capillaires du rein.

Les *faits pathologiques observés* répondent-ils à l'expérimentation ?

Il est certain que la clinique possède des observations confirmant pleinement les solutions énoncées. Qu'on ait affaire à un traumatisme cranien dont l'action se manifeste à distance du centre de Cl. BERNARD par l'intermédiare de phénomènes vaso-moteurs particuliers (Aug. OLLIVIER), ou plus directement selon le mécanisme de DURET ; qu'on soit en présence de tumeurs bénignes ou malignes des os du crâne, des méninges, de la substance cérébrale ou de produits pathologiques comme les gommes, les tubercules, les exsudats méningés ; c'est toujours du point aboutissant de la voie centripète que partira l'influence nerveuse déterminant l'élimination urinaire exagérée.

Laissons l'encéphale pour la périphérie et la clinique nous montrera un cas de polyurie due à la compression par des dilatations anévrismales (RALFE), à la compression des pneumogastriques par des ganglions bronchiques, etc.., à l'irritation des pneumogastriques par des lésions tuberculeuses pulmonaires : troubles vaso-moteurs comparables à ceux qui produisent la rougeur des pommettes, à ceux qui font dilater la pupille du côté des cavernes (ROQUE), à ceux qui provoquent une élévation de température dans l'aisselle du côté malade (LÉPINE).

Enfin, pour citer des faits plus précis, mentionnons

les résultats d'une autopsie faite par M. Lancereaux dans un cas de polyurie : « La surface du quatrième ventricule, à partir du *calamus scriptorius* présente un aspect différent de l'aspect normal ; elle est injectée, grisâtre par points et comme œdématiée. Cette modification est parfaitement localisée, en bas par le sillon médian de la moelle, en haut par le calamus. »

B. **Modifications du sang.**

Néanmoins, si le système nerveux joue dans cette affection le principal rôle, il est difficile de passer sous silence un facteur important dans la découverte de la solution complète de notre problème, le sang.

Le sang manifeste son action de deux façons : 1° par sa quantité ; 2° par sa qualité.

a) Quantité : Expérimentalement, on a remarqué que la *diminution de capacité de l'arbre artériel* était suivie d'une polyurie marquée. Témoin les expériences de Goltz, qui lie l'artère principale d'un membre, de Cl. Bernard, qui lie les deux crurales, les deux humérales, les deux carotides d'un chien et voit l'élimination urinaire augmenter notablement, de Ludwig, qui obtient des effets analogues par la ligature des artères des membres d'un animal.

Mais la clinique a présenté peu de cas correspondant à ces données ; c'est pourquoi nous ne nous y arrêterons pas. Du reste, le mécanisme est facile à reconnaître, la polyurie dépend d'une exagération de la pression intra-vasculaire.

b) Qualité. — Cette question a été souvent agitée depuis Poiseuille.

Poiseuille, en effet, prétendait qu' « on augmentait l'écoulement d'un liquide à travers des tubes inertes ou organiques lorsqu'on en modifiait la constitution ». Il suffirait donc d'une altération du sang, d'une augmentation des substances salines, par exemple, pour obtenir des symptômes de polyurie.

Bock et Hoffmann ont répondu à ces assertions de Poiseuille que ces phénomènes ne dépendaient pas de l'altération du sang, mais plutôt de l'augmentation de pression ; qu'en effet, une injection d'eau pure dans le sang donnait le même effet (!).

Cette conception, fondée sur l'altération du sang, a été encore discutée par un auteur autorisé, Kiener. La polyurie, pour lui, tiendrait à *l'état cachectique* du malade. Et il s'appuie sur le fait, que la résorption des hydropisies coïncide presque toujours avec une abondante diurèse. Il pense que, dans le cas de polyurie, la sérosité prend alors le chemin de la grande rénale au lieu de s'épancher dans le tissu cellulaire.

Cette hypothèse, malheureusement, ne cadre pas avec les faits, car il n'y a pas de balancement entre la diminution de la polyurie et l'apparition d'une hydropisie.

Pourtant, malgré les données quelque peu contradictoires de la médecine expérimentale touchant ces injections salines, ces injections d'eau pure intra-veineuses (?), la clinique a montré que les transsudations se faisaient plus facilement quand, dans le sang, augmentait la proportion du plasma, comme chez les chlorotiques, les scrofuleux, par exemple.

Mais, dans le diabète insipide vrai, nous n'avons d'une part dans le sang, d'autre part dans les urines, rien.

qui puisse correspondre aux phénomènes invoqués pour expliquer le diabète sucré ou diabète phosphaturique. S'il y a altération du sang, cette altération ne pourra provoquer la polyurie par le mécanisme physico-chimique propre à l'augmentation des phosphates ou du sucre.

Le bacille de Koch peut sécréter des produits capables d'adultérer le sang, capables, comme le virus syphilitique, de produire un ensemble de phénomènes circulatoires, phénomènes vaso-moteurs, réalisant les conditions reconnues généralement aptes à déterminer la polyurie.

M. Klippel, dans la *Revue de neurologie*, s'exprime ainsi, en parlant du diabète insipide : « *L'auto-intoxication infectieuse, en action sur le système nerveux, pourrait avoir, tout au moins, une influence sur le développement de ce genre de diabète.*

Du reste, tout se trouve réuni chez notre intoxiqué tuberculeux ou syphilitique. Même s'il faut adjoindre à la cause première, qui est pour nous les infections citées plus haut, des marques de système nerveux très impressionnable, qu'on se reporte aux déclarations non suspectes de particularité de M. Klippel. Il cite, en effet, comme preuve de l'hyperesthésie neuro-musculaire auto-toxique des tuberculeux favorisant l'action spéciale que nous attribuons à ces toxines, les troubles suivants : tachycardie, tachypnée, myœdème généralisé, exaltation des réflexes, etc...

Il résulterait donc, de ce faisceau de faits et de remarques, que la pathogénie du diabète insipide vrai reconnaîtrait d'une façon générale une *vaso-dilatation active* due à une *action du système nerveux*.

L'ébranlement de ce département du système nerveux serait dû :

1° D'une part (cas très rares), à des *néoformations* ou bien à des *altérations méningo-encéphaliques*, assez légères d'abord, pour ne pas donner l'éveil au clinicien sur la possibilité de leur existence, mais capables un certain jour de provoquer une *irritation du centre* de Cl. BERNARD.

2° D'autre part, et peut-être toute la pathogénie du diabète insipide est-elle contenue dans cette affirmation, il s'agirait d'une *action de toxines syphilitiques ou tuberculeuses* SPÉCIALES, en un *terrain préparé* pour réagir, sur les éléments nerveux qui commandent sinon aux échanges intercellulaires du moins à la circulation et à l'élimination rénales.

Mais le diabète insipide vrai serait quand même plus que l' « expression symptomatique d'une maladie générale » ; il y aurait autre chose qu'un « phénomène de défense », comme l'a prétendu M. Albert ROBIN. S'il rappelle les polyuries critiques indiquant l'issue favorable des maladies infectieuses ou la bonne évolution d'une convalescence, sa persistance, sa chronicité, ses autres caractères lui constituent cependant une personnalité qu'on ne peut lui enlever.

COMPLICATIONS

Il y a quelques années, Lancereaux, dans sa thèse d'agrégation, s'exprimait ainsi : « Il faut reconnaître que la polyurie retentit peu sur la santé générale de l'organisme, qu'elle n'en trouble pas sensiblement les fonctions... » « Les furoncles, les anthrax, les gangrènes, affections assez communes dans le diabète sucré, font totalement défaut... » « N'étaient deux cas seulement, il serait également clair que la polyurie n'entraîne jamais à sa suite de lésions consomptives des organes respiratoires. »

Cependant, malgré l'affirmation d'un auteur aussi renommé, les faits nous engagent à croire que le diabète insipide n'est pas exempt de complications.

Hardy, dans la *Gazette des Hôpitaux*, de 1883, parle de l'*anaphrodisie*, quoiqu'il ajoute qu'elle est moins prononcée que dans le diabète sucré.

On a observé également un *arrêt de la menstruation*.

On a remarqué fréquemment les malades se plaindre de *fatigues*, de *douleurs vagues*, *diffuses*, en un mot d'un état qui, progressant peu à peu, prend le caractère d'une véritable manifestation *neurasthénique*.

On a signalé la *furonculose*, presque aussi marquée

que dans le diabète sucré ; si bien que M. HARDY, dans son *Traité des maladies de la peau*, attribue à la polyurie l'origine de ces éruptions. Le Dr FLATTEN a fait la même remarque chez une jeune fille de dix-sept ans. Enfin, le Dr LOWINSKY rapporte des observations analogues où les furoncles survenaient par poussées, sans modification de la qualité des urines éliminées.

Ce dernier attribuait ces furoncles à la sécheresse de la peau des polyuriques.

Et, en effet, si on consulte SPILLMANN et PARISOT, on voit que « tout l'organisme souffre de la polyurie ; mais la peau est tout spécialement atteinte dans sa vitalité ; si elle n'est pas encore le siège d'altérations, elle est prête à le devenir. Moins capable d'opposer une barrière aux agents extérieurs, elle devient un terrain d'une réceptivité parfaite pour l'ensemencement microbien... Le *Staphyloccus aureus* pénètre dans la glande pilosébacée dont le poil central lui sert de collecteur..., et l'éclosion s'opère au moment où la peau est troublée dans ses fonctions et sa nutrition, sous l'influence de la polyurie ».

On a signalé également l'*anthrax*.

Des complications s'observent aussi du côté des yeux. GALEZOWSKI a trouvé des *taches apoplectiformes* de la rétine ; MM. LAVERAN et TEISSIER rapportent des cas de *troubles du cristallin;* BRIDGES parle de l'*atrophie du nerf optique;* LLOYD, de la *paralysie de la sixième paire* (ces deux dernières lésions seraient plutôt dues à la syphilis).

Enfin, comme dernières complications notées, il faut citer la *glycosurie*, peu considérable et passagère, en rapport direct, selon Trousseau et Vogel, avec une ingestion considérable de liquide ; l'*azoturie*, survenant dans le cas de polyurie très intense ; la *néphrite paren-chymateuse*, peu fréquente, peu grave ; signalée par Roger, elle se traduit par une albuminurie légère et toute passagère.

Un point est resté dans l'ombre, c'est pour nous le plus important : *l'aggravation de l'état général* ou *l'accentuation des lésions tuberculeuses*, dont dépend si étroitement le pronostic.

PRONOSTIC

Nous connaissons déjà l'opinion de Lancereaux :
« Il faut reconnaître, dit-il, que la polyurie retentit peu
sur la santé générale de l'organisme. »

Du reste, Lacombe s'était posé cette question : « La
polydipsie a-t-elle quelquefois occasionné la mort? Je
l'ignore. »

Et cet avis se trouve répété dans la plupart des traités classiques.

Cette bénignité est discutable. Le pronostic dépend
de deux facteurs : la maladie, le malade.

A. *Maladie.* — Quelle peut être l'influence du diabète
insipide seul? Existe-t-il une ou des formes particulièrement redoutables? Ou bien le danger tiendrait-il à une
évolution spéciale ?

Le diabète insipide vrai ne présente point de type per-
nicieux ; que l'élimination urinaire subisse brusquement
une élévation rapide pour retomber progressivement à
un état polyurique moyen, ou bien que la polyurie s'établisse peu à peu à l'état chronique, ni l'une ni l'autre
de ces deux formes n'exerce d'influence sur le pronostic
à porter. Le système nerveux excité ou irrité répond
par des phénomène vaso-moteurs ; la forme de la ré-
ponse dépend de l'interrogation posée et du système ner-

veux de l'individu. Le début du diabète est donc quantité négligeable au point de vue du pronostic à émettre.

D'autres signes nous fournissent des renseignements plus précieux : c'est la coïncidence d'une diminution de la teneur des urines en sels avec un abaissement du taux urinaire quotidien (Obs. II, Tub.) ou bien la diminution seule de la teneur en sels (Obs. XII, Tub. ; IV, Syph.). Ce sont là des faits qui aggravent le pronostic.

C'est qu'alors probablement une évolution particulière se manifeste. Le rein peut se modifier, mais plus souvent les infections tuberculeuses ou syphilitiques gagnent du terrain ou bien s'accroissent en violence, à la suite d'un affaiblissement lent, mais progressif de l'organisme, s'usant peu à peu par ces échanges incessants de liquide.

Le pronostic est donc lié à cette évolution, à ces complications, qui viennent précisément en changer le cours.

Lecorché avait déjà fait remarquer que le pronostic de la polyurie n'était point absolument bénin ; mais il restait à envisager cette évolution de la maladie dans son ensemble, tout entière sous la dépendance de la résistance de l'individu.

B. *Le malade.* — Trois points à considérer.

D'une part, qu'on ait affaire à des lésions méningées, à des lésions encéphaliques ou à des toxines particulières, l'infection existe toujours. Or, une hyperémie du rein, une légère néphrite parenchymateuse, toutes deux possibles, seront, à des degrés différents, sans doute, une cause de rétention plus ou moins grande, par suite une cause d'intoxication, c'est-à-dire d'affaiblissement de tout l'individu.

D'autre part, qu'il survienne des modifications, des troubles de certains organes, comme l'estomac, l'intestin et, après eux, nécessairement, le foie ; que l'augmentation du taux urinaire vienne à entraîner une augmentation des matériaux solides et produire des phénomènes de dénutrition, l'organisme ne trouve plus assez d'énergie pour mener sa tâche à bonne fin ; le sang s'appauvrit, les forces s'en vont, l'émaciation s'accroît.

Enfin, que faut-il penser des affections qui constituent l'origine du diabète insipide vrai, la syphilis, la tuberculose ? Malgré l'affirmation de la plupart des auteurs, cette polyurie chronique est une cause d'affaiblissement profond, de dépression telle qu'on observe dans certains cas un véritable état neurasthénique. L'individu cesse peu à peu de résister, ses réactions défensives diminuent d'énergie, s'anéantissent sous l'envahissement, sous la violence croissante de l'infection qui le menaçait depuis longtemps : c'est le prélude de la cachexie syphilitique, et surtout tuberculeuse, c'est le commencement de cette fin, qui ne manquera pas d'être rapide.

Loin donc d'émettre un pronostic bénin vis-à-vis du diabète insipide vrai, nous estimons que ce pronostic doit être, au contraire, *très réservé,* et cela quel que soit l'âge du malade, jeune, adulte ou vieillard ; nous ajouterons même « réservé » pour les descendants, envers qui l'hérédité malheureuse est si prodigue.

Il est facile, dès lors, de comprendre ces paroles du grand clinicien Trousseau : « J'ai cru longtemps, dit-il, sur la foi de ceux qui m'avaient devancé, que la polyurie était une maladie moins grave que la glycosurie ; mais, aujourd'hui, l'expérience a singulièrement modifié mes idées à cet égard. Tandis que j'avais pu, dans ma pratique particulière, dans nos salles d'hôpital, voir un très grand nombre de glycosuriques conserver longtemps la plénitude de leur santé, sans que j'intervinsse par un traitement fort actif, j'ai eu la douleur, au contraire, de voir presque tous les polyuriques que j'ai eu à traiter *dépérir rapidement* et arriver au terme de leur vie beaucoup plus vite que les diabétiques. J'ajoute que si j'ai pu, chez la plupart des glycosuriques, modifier aisément et l'abondance et la nature de la sécrétion, je n'ai pu rendre que de bien rares services aux malades atteints de polydipsie. »

Ces réflexions sont frappantes, elles pèsent d'un grand poids sur l'esprit. Confirmant les données acquises, elles nous encouragent maintenant à présenter un traitement distinct du traitement symptomatique opposé jusqu'ici à cette affection.

TRAITEMENT

« Le traitement de la polyurie est encore à trouver »,
disait GRISOLLE. Depuis son époque, nombreux sont les
médicaments essayés : une si grande richesse n'est, dans
l'espèce, qu'une marque de pauvreté.

Une révision rapide des prescriptions diverses recom-
mandées nous montre deux parties dans la thérapeutique de cette affection : les prescriptions hygiéniques, le
traitement pharmaceutique.

A. Prescriptions hygiéniques.

Les cliniciens sont déjà divisés. Les uns, avec MARSH,
PIORRY, FOUSSAGRIVES, ont donné au régime seul une
valeur thérapeutique absolue. Les autres, et ce sont les
plus nombreux, ajoutent simplement à leurs prescriptions médicamenteuses quelques recommandations touchant le régime.

MARSH, PIORRY, FONSSAGRIVES ont pensé, en effet,
qu'il suffisait, pour guérir un polyurique, de le priver
de boissons, de le soumettre à la *diète sèche*. Cette mé-
thode aurait donné des résultats satisfaisants, d'après
ces auteurs. Cependant, elle a été l'objet de vives critiques de la part de LECORCHÉ, de GUÉNEAU de MUSSY.

LECORCHÉ lui trouve deux défauts : 1° celui de ne

point amener une diminution des urines, puisqu'un caractère de cette polyurie, c'est précisément sa persistance, malgré l'abstention des boissons ; 2° celui de conduire le malade aux désordres qui peuvent résulter d'une déshydratation excessive de ces tissus.

Du reste, G. de Mussy fait remarquer à juste titre que ce traitement est souvent inapplicable : il faudrait, dit-il, « des malades d'une énergie exceptionnelle ». « Défendez de boire, continue-t-il, à des gens qui boivent leur urine, quand ils n'ont pas d'autre moyen d'apaiser la soif qui les dévore, et vous échouerez infailliblement. »

Il est donc préférable, comme le recommande Guéneau de Mussy, de prescrire au malade simplement quelques modifications dans son *régime* habituel.

Il importe d'abord au malade de vivre dans le *calme,* dans le *repos général du corps et de l'esprit.* On lui dira de manger de préférence des *substances azotées,* qui auraient l'avantage, d'après les recherches de Falck, de Bocker, de Beneke, de Kratschmer surtout, de diminuer la sécrétion urinaire de 25 pour 100. On lui dira de *boire lentement, peu à la fois,* de garder le plus longtemps possible dans sa bouche la boisson qu'il doit avaler, afin d'amoindrir cette sécheresse pharyngienne qui est un des excitants de la soif. On l'exhortera à *diminuer la quantité des boissons* ingérées, surtout celle des boissons alcooliques, d'*éviter les vins gazeux* (vins de Champagne, vins blancs), les *eaux renfermant des sels,* celles qu'on appelle vulgairement eaux de table, tout en lui permettant cependant l'*usage modéré de quelques vins généreux.*

On lui conseillera d'*éviter les refroidissements,* en lui

faisant porter de la *flanelle, des vêtements chauds,* on rétablira ainsi la perspiration cutanée, toujours fortement abaissée, d'après Burger, Strauss et Pibram.

On lui recommandera enfin des *exercices réguliers et modérés.*

Telles sont les prescriptions hygiéniques appliquées ; elles ont toujours paru inférieures au traitement médicamenteux.

B. **Traitement pharmaceutique.**

Les résultats fournis par ce traitement n'ont pourtant pas toujours répondu à l'attente de leurs auteurs. « Ou bien ils ont été tout à fait nuls, dit Lecorché, ou bien ils n'ont consisté qu'en des modifications insignifiantes.»

Les différents médicaments employés ont eu pour but trois actions :

1° Détourner le mouvement fluxionnaire ;

2° Agir sur le rein ;

3° Agir sur le système nerveux.

a) C'est dans l'espoir de mobiliser cette fluxion qu'on a essayé la *révulsion* portant sur un organe plus ou moins éloigné des reins : la *peau,* l'*intestin.*

C'est dans le but de déterminer une révulsion cutanée favorable que Von Basham a conseillé les *antimoniaux,* que Laycock et Lucas ont prescrit le *jaborandi* en infusion à la dose de 6 grammes ; c'est dans le même ordre d'idées qu'on a appliqué des *vésicatoires,* qu'on a recommandé l'usage des *bains froids,* des *frictions sèches,* des *frictions avec l'huile de croton tiglium* à la région lombaire, des *bains sulfureux,* l'*hydrothérapie* (Fleury).

Du côté de l'*intestin,* on a utilisé les *purgatifs drasti-*

ques (scammonée, jalap...). FLEURY a préconisé le *ca-lomel* jusqu'à salivation : 30 centigrammes de calomel dans 150 grammes de julep gommeux, à prendre dans les vingt-quatre heures. Mais on a défendu les purgatifs salins, qui sont tous plus ou moins diurétiques.

b) On a essayé, d'autre part, les préparations qui agissent plus ou moins directement sur le rein.

L'*ergot de seigle* a été le plus employé, tant en France qu'à l'étranger, où nous relevons les noms de DA COSTA, LACY, MACAULAY, SYDNEY, RINGER, THOMAS, WILLIAMS, M. CLELLAN, CARSTER, CASE, etc... L'action de cette substance est de faire contracter les fibres musculaires soumises à l'influence de la vie organique. Ainsi se trouve diminué l'afflux des liquides et, par suite, se produit une modération dans leur élimination rénale.

L'observation du Dr TILLARD nous donne la forme sous laquelle il l'employait :

Ergot de seigle pulvérisé . .   2 gr.

Extrait thébaïque . . . .   0 gr. 05

Miel blanc . . . .   0 gr. 90

pour douze pilules à prendre matin et soir.

Peut-être les résultats sont-ils dus à l'action de l'opium.

On a utilisé dans le même sens la *strychnine*, la *térébenthine*, le *copahu*, le *baume de Tolu*, l'*acétate de plomb* associé à l'opium (MOSSLER), par doses de 10 centigrammes pour 1 centigramme d'opium (trois par jour), la *noix vomique* (TROUSSEAU), le *sulfate de fer*.

c) Mais, de toutes les médications, celles qui paraissent avoir donné les meilleurs résultats sont celles qui exercent une influence modératrice sur le système nerveux : les narcotiques, les antispasmodiques, l'électricité.

L'*opium* a été souvent conseillé. BOUCHARDAT croit que son efficacité tient aux sueurs qu'il provoque. BROUARDEL pense qu'il agit en modifiant le système nerveux. Enfin, selon PÉCHOLIER, il ne permet qu'une désassimilation très lente. Les recherches de LECORCHÉ sembleraient confirmer ce dernier point ; d'expériences faites sur des chiens, il aurait conclu, sous l'influence de ce médicament, à une diminution notable des phosphates, des sulfates, et surtout de l'urée.

On l'emploie sous forme d'*extrait aqueux,* 25 à 50 centigrammes par jour. Il faut avoir soin de graduer les doses et de les graduer en progressant rapidement, seule façon, d'après PÉCHOLIER, d'éviter des troubles du tube digestif.

On peut remplacer l'extrait aqueux par l'alcaloïde, la *morphine*. KRATSCHMER en a donné jusqu'à 15, 25 centigrammes.

La *poudre de Dower* agit probablement par l'opium qu'elle contient ; c'est pourquoi nous la rapprochons de cette substance.

TROUSSEAU s'est fait, après RAYER, le défenseur de la *valériane*. Elle lui aurait donné les meilleurs effets. M. BOUCHARD fait de la valériane un médicament d'épargne diminuant l'urée ; il le place à côté de l'arsenic. On peut l'administrer sous forme de poudre ou d'extrait.

Poudre : 4 à 25 grammes.

Extrait aqueux : 4 à 8 grammes.

TROUSSEAU est allé même jusqu'à prescrire 30 grammes d'extrait par jour. Il sera bon, cependant, d'observer une juste modération, quoique les doses employées doivent toujours être fortes pour agir.

Guéneau de Mussy a préconisé la *belladone*. Au début, on prescrirait une pilule de 1 centigramme d'extrait de belladone matin et soir ; et, si l'on n'observait pas d'intolérance, on porterait la dose à quatre pilules, puis à six.

On a encore utilisé, avec des résultats assez vagues, le *castoreum*, le *camphre*, l'*assa fœtida*, l'*antipyrine*.

L'*électricité* a donné quelques résultats encourageants entre les mains de Seidel, du professeur Lefort : pôle positif appliqué sur la région lombaire, pôle négatif sur la région cervicale. On se sert des *courants continus ;* l'application est permanente ou bien n'est faite que la nuit. On a utilisé également des courants intermittents sur le trajet du nerf vague.

Cet exposé terminé, à quelle médication nous arrêterons-nous ?

Nous *conserverons les prescriptions hygiéniques,* en y ajoutant quelques conseils : recommander au malade les *boissons acides,* à petites doses, l'*infusion de quassia,* lui faire mâcher des fragments de *rhubarbe,* sucer des quartiers d'*orange,* des tranches de *citron,* afin d'apaiser cette soif qui le torture sans avoir besoin de recourir à des quantités trop considérables de liquide.

A cette hygiène, à ces conseils, on ajoutera des préparations d'*opium,* de *valériane,* etc..., et, à défaut de résultats satisfaisants, on aura recours à l'*ergot de seigle,* ou à l'*antipyrine,* ou à d'autres encore.

Cependant, notre attention ne se concentrera pas tout

entière sur ce traitement symptomatique ; nous estimons, en effet, que *perfecta curatio a causis exoritur*. La thérapeutique devra donc s'adresser particulièrement aux maladies qui ont donné naissance à cette affection spéciale.

Contre le diabète insipide d'origine bacillaire, on instituera le traitement général qui comprend le *régime*, l'*huile de foie de morue* (Obs. VII, Tub. ROBERTS), les préparations telles que les *phosphates*, l'*arsenic*, l'arséniate de soude, par exemple, dont on nous permettra de rappeler les excellents résultats obtenus dans un cas par M. Albert ROBIN.

Après une durée d'un mois et demi, où la polyurie fut traitée successivement par l'extrait de belladone, l'extrait thébaïque, par l'antipyrine associée au bicarbonate de soude, par de l'ergotine, par du sirop d'extrait de feuilles de noyer, on ordonne le traitement par l'*arséniate de soude*. Des 25 litres qu'urinait le malade le 27 février, le chiffre des urines est descendu à 17 litres le 1er mars. Après quelques oscillations, le taux urinaire tombe à 8 ou 9 litres au milieu du mois. Vers la fin du mois de mars, dans la première moitié d'avril, la moyenne est de 6 litres. A la fin d'avril, le malade n'urine plus que 4 litres ; son amélioration est telle qu'il se juge guéri et quitte l'hôpital.

Au diabète insipide d'origine syphilitique, on opposera la *médication spécifique,* qui a fait ses preuves dans les cas rapportés par TRAUBE, par PARROT, par BUTTERSACK, par TALAMON, par LECORCHÉ, EDGREN, TALLQUIST, DEMN. SOUROUKTCHI nous parle d'un de ses malades ainsi traité : « Après trente frictions et 1 once d'iodure de sodium, tous les phénomènes morbides disparurent ; la quantité d'urine tomba à 1500-1800 centimètres cubes, la densité s'éleva à 1016, la soif et l'appétit devinrent normaux, les céphalées disparurent, les plaques muqueuses guérirent, le poids augmenta, l'état général devint excellent. Le malade quitta la clinique guéri. Falkner nous transmet ces résultats : « Ces phénomènes révélant la syphilis, on fit prendre 20 à 30 grains d'iodure de potassium. Après huit jours, on pouvait remarquer une diminution de la soif et une amélioration de l'état général. On ordonna des frictions d'onguent gris, depuis 20 grains jusqu'à 1 drachme par jour ; en même temps, sirop d'iodure de fer en ingestion. Après sept jours de traitement, la soif commença à diminuer, ainsi que la quantité d'urine, qui ne dépassait pas 3 litres par vingt-quatre heures, au lieu des 4 l. 500 des jours précédents. En continuant ce traitement l'amélioration fit des progrès, la soif disparut, la quantité d'urine tomba à 2 l. 200, l'appétit revint, l'anémie diminua visiblement, la céphalée et les douleurs des membres inférieurs cessèrent. La malade sortit de l'hôpital bien portante. »

Ces résultats méritent d'attirer notre attention ; ils nous montrent que la médication symptomatique doit occuper un plan tout secondaire et que la première place revient à juste titre à la thérapeutique étiologique.

CONCLUSIONS

I. Il est relativement fréquent de voir le diabète insipide vrai coïncider avec la *syphilis* ou la *tuberculose.*

II. Il n'y aurait pas, à notre avis, seulement simple coïncidence, mais plutôt *relation de cause à effet.*

III. *Certaines* observations montrent, en effet, clairement que cette *polyurie suit de près le début de l'affection syphilitique ou tuberculeuse* et qu'elle est parfois *améliorée par le traitement habituel de ces deux maladies.*

IV. Dans d'autres cas, les rapports paraissent changés, notamment pour la tuberculose : la polyurie semble apparaître avant l'infection bacillaire. Nous croyons alors à l'*existence latente de lésions tuberculeuses.*

a) Chez les uns, l'évolution de ces lésions sera naturelle ; le jour où elles deviendront perceptibles, on les prendra pour une complication du diabète insipide, alors qu'elles en constituent en réalité la cause : l'infection tuberculeuse peut, en effet, souvent n'être que difficilement décelée dès son début.

b) Chez les autres, où la cause de la polyurie semble

dépendre d'une maladie infectieuse ou d'une intoxication, il est possible que celles-ci ne fassent que déterminer l'apparition d'un processus tuberculeux sur un terrain prédisposé.

V. — Cette étiologie particulière *n'est point en contradiction formelle avec la théorie nerveuse* émise et soutenue par de nombreux auteurs :

1° D'une part, la *diathèse tuberculeuse se traduit fréquemment par des états névropathiques* alternant dans les générations successives avec des états infectieux pulmonaires, par exemple (Grasset, Pierret, Pic et leurs élèves).

2° D'autre part, et ces faits sont fort nombreux, on ne trouve, au début de la tuberculose pulmonaire, qu'un état nerveux capable d'être confondu avec les grandes névroses, état dont la définition de M. le professeur Teissier donne une juste idée : la *neurasthénie prétuberculeuse*.

VI. — Au point de vue *pathogénique*, cette affection serait expliquée par des phénomènes vaso-moteurs, une *vaso-dilatation active* due :

1° A des lésions anatomo-pathologiques (cas très rares) consistant en *néoformations ou altérations méningo-encéphaliques*, assez légères d'abord pour ne pas éveiller l'attention du clinicien, mais capables cependant de déterminer, un certain jour, une *irritation localisée au centre* indiqué par Cl. Bernard (plancher du quatrième ventricule).

2° A des troubles biologiques (les plus fréquents sinon les seuls à manifester leur influence dans le diabète insipide) comprenant une *action de toxines syphilitiques ou tuberculeuses spéciales* sur les éléments nerveux qui commandent à la circulation, à l'excrétion rénale, ces éléments nerveux étant déjà *préparés* à réagir immodérément par les intoxinations indiquées.

VII. — L'étiologie, comme l'évolution, nous recommande d'émettre un *pronostic réservé ;* réservé non seulement pour l'individu, mais aussi pour sa descendance.

VIII. — Le *traitement* consistera toujours, pour une partie, dans l'emploi des médicaments qui exercent une influence modératrice sur le système nerveux : *valériane, opium,* etc... Mais le clinicien devra par dessus tout tenir compte de l'origine de cette affection et faire suivre au malade soit le *traitement spécifique,* soit le *traitement général* de la tuberculose.

INDEX BIBLIOGRAPHIQUE

ARÉTÉE, *De causis et signis acutorum morborum*

ANDRAL, *Précis d'Anatomie pathologique*, 1829.

AXENFELD, *Névroses*, 2ᵉ édition, par Huchard, 1883.

BANDLER, Beitrag zur Œtiologie des Diabètes insipidus *(Archiv für Dermat. und syph.* Wien u. Leipzig, 1897, XLI, 49-58).

BECQUEREL, *Séméiotique des urines*, 1841.

BERGERET, Fibrome disséminé des méninges ; hyperhydrurie *(Lyon Med.*, 1874, XV, 101-104).

BERLIN, *Klin Woch*, 1886-90-91.

CL. BERNARD, *Leçons de physiologie expérimentale*, 1854-55.

BOUCHARD, Mal. par ralent. de la nutrition, 1885 *(Gaz. méd.*, 1873, nº 27, p. 371 ; Leç. clin. de la Charité *(Trib. méd.*, 1872-73) ; *Soc de biologie*, 21 juin 1873.

BOUCHARDAT, Du traitement hygiénique de la polyurie *(Bull. gén. de Thérapeutique*, Paris, 1876, XCI, 49-51).

BOUCHUT, *Tr. de pathol. générale et séméiologie.*

— Polydipsie, polyurie ; traitement par l'opium *(Revue de thérap. med. chir.*, Paris, 1876, XLVII, 645.

BOURDON, Polyurie simple avec anthrax *(Gaz. des Hôp.*, Paris, 1869, XLII, 297).

BRISSAUD, *Presse méd.*, Paris, 1897, 165-167.

— *Leçons sur les mal. nerveuses*, t. II, 26ᵉ leç., p. 505.

BUCK (D. DE), Diabète insipide *(Belgique méd.*, Gand. Haarlem, 1897, IV, 257-263 ; 1902, IX, 115-116.

CELSE, *De medicina*, liv. IV.

Centralblatt f. klin Medizin, 1890-91.

Cima, Diabète insipido in bambini *(Pediatria,* Napoli, 1898, VI, 78-84).

Coccoz, *Contrib. à l'étude de la polyurie essentielle* (th. Lyon, 1894).

Combemale, *Bull. méd. du Nord,* Lille, 1892, XXIII, 91-96.

Cuffer, *N. Dict. de méd. et chir. pratique,* 1880, XXIX, 352-357.

David, thèse Paris, 1895.

Darwin-Mondière, *Mém. sur la sueur habituelle des pieds et les dangers de sa suppression.*

Debost, thèse Paris, 1892.

Debove et Achard, *Manuel de médecine.*

Dechambre, *Dict. des Sc. médicales,* 1882.

Demange, De l'azoturie (th .de concours, 1878).

Deutsche med. Woch., 1890-91.

Dickinson, *Disease of the Kidney and urinary derangement,* London, 1875.

Duplaix, Polyurie simple *(Gaz des Hôp.,* Paris, 1881, LIV, 612).

Eichhorn, Ueber Diabetes insipidus im Kindesalter *(Iahrb. f. Kinderh.,* Leipzig, 1896, XLII, 44-71).

Eichhorst, *Handbuch der speciellen Pathol. und Terapie,* 1884.

Engelmann, *Inaug. Dissert.,* Gœttingen, 1899-1900.

Erhhardt, thèse de Paris, 1893.

Falk, Zur Lehre der einfachen Polyurie *(Deutsche Klinik,* Berlin, 1853, V, 441-456-465).

Falkner, Diab. insip. chez un syph. *(Bolnitsch. Gaz. botkina,* St-Pétersb., 1900, XI, 1837-40).

Fischer, *Arch. gén. de médecine,* sept. 1862.

Fleury, *Arch. méd.,* 1848.

Fonssagrives, Hygiène alimentaire, p. 537 *(Bulletin thérap.,* 1861.

Fournier, *Syph. du cerveau,* 1879.

J. Frank, *Tr. de médecine* (trad. franç. de l'*Encyclop.,* t. V, p. 395).

Frerichs, *Tr. du Diabète,* 1885.

Galien, *De locis affectis.*

Gazette des Hôpitaux, 1862-1881-1883.

GENTH, *Untersuchungen uber den Einfluss des Wassertrinkens auf den Stoffwechsel*, Wiesbaden, 1856.

GRANCHER, *Gaz. méd. de Paris*, 1888, 7e s. V, 267-269.

GRANEL, thèse de Montpellier, 1877.

GRASSET, *Tr prat. des mal. du syst. nerveux, Paris*, 1881.

GRISOLLE, *Tr. de Path. interne*, Paris, 1862.

GUÉNEAU DE MUSSY, Traitement de la polyurie (*Gaz. des Hôp.*, 1871, XLIV, 389-397 ; *Clin. méd.*, t. II, Paris, 1875, 239-253).

GUYON, *Monit.J. de méd.*, Paris, II, 264-267.

HAGENBACH, *Yahrb. f. Kinderh*, vol. XIX, 1882.

HARDY, *Tr. des mal. de la peau*, 1886.

HAUSHALTER, *Ann. de méd. et chir. inf.*, Paris, 1898, II, 469-473.

HUGONARD, *Lyon Médical*, 1880, 113-154.

JABLOTSCHKOFF, *Statistische Beitrage z. Œtiologie des Diabetes mellitus und insipidus* (Inaug. dissert., Berlin, 1901).

KIEN, thèse Strasbourg, 1865.

KIENER, thèse Strasbourg, 1866

KLIPPEL, *Revue de Neurologie*, 1900, p. 253.

LACOMBE, thèse Paris, 1841.

LASÈGUE, *Arch. génér. de méd.*, 1866, II, 80.

LANCEREAUX, thèse d'agrégation, 1869.

— *Ann. des mal. des org. génito-urin.*, 1890, t. VIII, 457-477.

THE LANCET, 1873-1889.

LAVERAN et TEISSIER, *Tr. de Pathol. médicale*, 1893.

LAYCOCK, *The Lancet*, 1870.

LECORCHÉ, *Traité du Diabète*, 1877.

LÉPINE, Soc. de biologie, 1867.

LEUDET, *Clin. de l'hôpital de Rouen*, 1874, 322-383.

LIOUVILLE et LONGUET, *Arch. de physiologie*, n° 3, p. 322.

LLOYD, A case of diabetes insip. with paralysis of the sixth nerve (*J. Nerv. a. Ment. Dis.*, N. Y., 1896, XXIII, 778).

LOVINSKY, Furonkulose bei Diab. insip. (*Centralblatt fur klin. Med.*, Leipzig, 1890, XI, 369-372).

Lucas Championnière, *J. de méd. et chir. prat.*, 1877, XLVIII, 392-394.

Lukes, *Diss. inaug. sistens historiam diabetes insipidi*, Pragœ, 1841.

Magnant, thèse Strasbourg, 1862.

Mandl, Diabetes probably of syph. origin. *(Gyogyaszat*, Budapest, 1883 ; XXIII, 225-227).

Mariani, thèse Lyon, 1902.

Marinesco, *Gaz. des Hôp.*, Paris, 1900, LXXIII, 246-247.

Mathieu, *Bulletin de la Soc. des Hôpitaux de Paris*, 1891, p. 421-568-582.

— *Revue de Neurologie*, 1893, p. 522.

Merklen, *Semaine médicale*, 1895, XV, 12-14.

Morat-Doyon, Physiologie.

Mosler, *Deutsche med. Wochschr*, Leipzig, u. Berlin, 1890, XVI, 200.

Mosler, *Virchow's Archiv*, 1868, XLIII, 229-234.

Moutard-Martin et Richet, *Arch. de physiol. norm. et path.*, 1881, t. XIII, 1-48.

Ollivier, *Arch. de physiol. norm. et path.*, t. III, 1876.

Pain, *Polyurie chronique* (th. Paris, 1879).

Pauli, *Klinische Untersuchungen uber Diab. insipidus*, Zurich, 1891.

Phillips, Diabetes insipidus from syphilis *(Brit. M. J. London*, 1883, II, 10-20).

Pécholier, *Bull. de thérap.*, 30 mai 1865.

Pibram, *Untersuch. ub. zuckerloscn Harnruhr*, 1871.

Pospelow-Moskau, Ein Fall von Diab. insip. und Myxœderma syphilit. Ursprung *(Monatschr. f. pratkt. Dermat.*, Hambourg, 1894, XIX, 125-135).

Pospieloff, Cases of diabetes of syphilitic origin *(Med. obozr... Mosk*, 1903, XL, 904-912).

Potain, Hydrurie *(Sem. médicale*, 1891, p. 29).

Préaux, *Polyurie esscntielle* (th. Paris, 1881).

Pribram, *Arch. f. klin. Med.*, 1903.

Ralfe, *Lancet*, 1876, p. 308.

RAYER, *Tr. des mal. des reins*, 1859.

REBENSBURG, *Berl. klin. Wochenschr.*, 1900, XXXVII, 699-702.

REITH, *Med. Times and Gaz*, I, 1866.

ROBERTS, *A practical treatrise on urinary and renal diseases*, London, 1865.

ROBIN, *Arch. gén. de Méd.*, mai, juin, 1894.

SANDRAS, *Bull. de Thérap.*, t. III, p. 129.

SEIDEL, *Jenaische med. Zeitschrift*, 1865, II, p. 350.

SOREL, *Arch. med. Toulouse*, 1898, IV, 469-472.

SOLQUES, *Gaz. méd. de Paris*, 1888, V, 100 ; *Arch. de Neurol.*, 1894.

SOUROUKTCHY, *Diab. insip. d'orig. syphilit.*, Wratch, 1891.

SPILMANN et PARISOT, *Ann. de derm. et syph.*, 1889.

STEFENELLI, Sopra un casi di diabete insipidi per carie verte-brale *(Boll. med. Trentino*, 1897, XVI, 215-217).

STRAUSS, *Die einfache zuckerlose Harnruchr*, 1870.

SYLVIUS, *Morb. in curat.*

TALAMON et LÉCORCHÉ, *Médecine moderne*, 1890.

TALLQUIST, *Zeitschrift f. klin. Med.*, 1903, XLIV, 181-192.

TEISSIER (J.), *Sur les courants continus* (th. d'agrégation, 1878).

TILLARD, *Revue médicale*, déc. 1859.

TRAUBE, Zur Lehre vom Diab. insipidus *(Ges. Beitr. z. Path. und Physiol.*, Berlin, 1878, IV, 567).

TROUSSEAU, *Cl. de l'Hôtel-Dieu*, 1862.

TULPIUS, *Obs. med.*, lib. XI, Cap. XLVI.

VANNINI, *Berl. klin. Wochenschr.*, 1900, XXXVII.

VIDRIN, *Med. observ.*, 1890, Mosk.

VOGEL, *Uber die Ausscheinung des Harnstoffs und der Chloride in Harnkrankheiten*, 1854, XXXIV, 308-317.

VOSS, *Uber ein Fall von Diab. insip. mit Adipositas univer-salis*, Greifswald, 1890.

WATTS, *The Lancet*, 1849.

WILLIS (Robert), *Urinary diseases and their treatment*, London, 1828.

TABLE DES MATIÈRES

Lyon. — Imprimerie A. REY, 4, rue Gentil. — 3,603

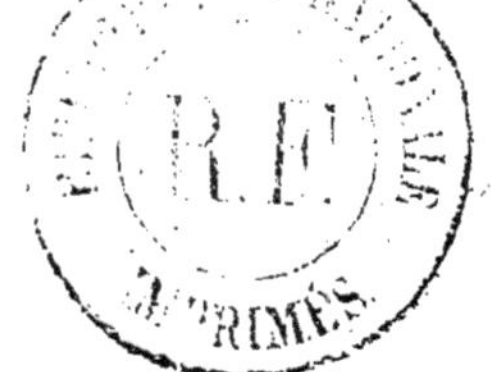

9 782019 641412